U0312996

口腔疣状癌

ORAL VERRUCOUS CARCINOMA

主编　唐瞻贵　王月红

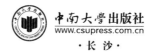

中南大学出版社
www.csupress.com.cn
·长沙·

图书在版编目（CIP）数据

口腔疣状癌 / 唐瞻贵，王月红主编. —长沙：中南大学出版社，2023.5

　ISBN 978-7-5487-5123-6

　Ⅰ. ①口… Ⅱ. ①唐… ②王… Ⅲ. ①口腔肿瘤—诊疗 Ⅳ. ①R739.8

中国版本图书馆 CIP 数据核字（2022）第 178634 号

口腔疣状癌
KOUQIANG YOUZHUANGAI

唐瞻贵　王月红　主编

□出 版 人	吴湘华	
□责任编辑	李　娴　孙如枫	
□责任印制	唐　曦	
□出版发行	中南大学出版社	
	社址：长沙市麓山南路	邮编：410083
	发行科电话：0731-88876770	传真：0731-88710482
□印　　装	湖南省众鑫印务有限公司	

□开　　本	710 mm×1000 mm 1/16	□印张 10	□字数 147 千字	
□版　　次	2023 年 5 月第 1 版	□印次 2023 年 5 月第 1 次印刷		
□书　　号	ISBN 978-7-5487-5123-6			
□定　　价	108.00 元			

编写委员会

主　　编：唐瞻贵(中南大学湘雅口腔医学院)

　　　　　王月红(中南大学湘雅口腔医学院)

副 主 编：刘欧胜(中南大学湘雅口腔医学院)

　　　　　姚志刚(中南大学湘雅口腔医学院)

　　　　　胡延佳(中南大学湘雅口腔医学院)

　　　　　彭倩(中南大学湘雅口腔医学院)

顾　　问：沈子华(中南大学湘雅医院)

特别致谢：李桂源(中南大学肿瘤研究所)

　　　　　刘蜀凡(中南大学湘雅医院)

　　　　　赵素萍(中南大学湘雅医院)

　　　　　冯德云(中南大学湘雅医院)

编　　者：(按姓氏笔画排序)

　　　　　马康黎(湘潭医卫职业技术学院)

　　　　　王　木(北京协和医院)

　　　　　王立萍(中南大学湘雅口腔医学院)

　　　　　王任钦(广州医科大学附属口腔医院)

　　　　　王志辉(中南大学湘雅口腔医学院)

　　　　　王柏胜(中南大学湘雅口腔医学院)

　　　　　王者馥(中南大学湘雅口腔医学院)

王婧谊[香港大学牙医学院(HKU Faculty of Dentistry)]

王　熹(天津医科大学口腔医院)

王　旋(徐州市口腔医院)

方小丹(中南大学湘雅口腔医学院)

邓智元(中南大学湘雅口腔医学院)

左　军(中南大学湘雅口腔医学院)

龙璐钰(首都医科大学口腔医学院)

卢若煌(中南大学湘雅三医院)

田原野(同济大学口腔医学院)

付镇地(中南大学湘雅口腔医学院)

白新娜(中南大学湘雅口腔医学院)

仝向娟(中南大学湘雅三医院)

Rowida Abdullatef Shaher Mohammed(中南大学湘雅口腔医学院)

冯　春(石嘴山市第三人民医院)

宁炀博(湖南省人民医院)

成雨熹(中南大学湘雅口腔医学院)

曲彬彬(长沙市口腔医院)

朱文渊(浙江大学医学院附属第一医院)

朱　武(益阳市中心医院)

朱梦波(中南大学湘雅口腔医学院)

仝宏志(中南大学湘雅口腔医学院)

刘友良(益阳医学高等专科学校)

刘仕源(河南科技大学附属许昌市中心医院)

刘　洋(长沙市口腔医院)

刘　桂(中南大学湘雅口腔医学院)

刘　海(安徽简臻口腔医院有限公司)

刘程辉(北京泰康拜博口腔观巢门诊)

齐　鲁(新疆医科大学第二附属医院)

闫　欣(中山大学附属口腔医院)

许晓阳(湖南瑞泰口腔)

阮晓慧(新疆医科大学第二附属医院)

苏楷欣(中南大学湘雅口腔医学院)

李　龙(中南大学湘雅口腔医学院)

李步云(长沙市口腔医院)

李君萍(南昌大学附属口腔医院)

李　昆(中南大学湘雅口腔医学院)

李　明(中南大学湘雅口腔医学院)

李金茂(中南大学湘雅医院)

李　波(桂林医学院附属口腔医院)

李洪远(湖南好牙依口腔)

李　袁(长沙市口腔医院)

李晋芸(湖南省肿瘤医院)

李　隽(湖南省直中医医院)

李　敏(中南大学湘雅口腔医学院)

李毅萍(中南大学湘雅口腔医学院)

李熠洁(长沙市口腔医院)

李舒婷(中南大学湘雅口腔医学院)

杨　柳(张家界市人民医院)

杨艳青(中南大学湘雅口腔医学院)

杨　博(清华大学附属北京清华长庚医院)

肖　莎[北京大学人民医院(北京大学第二临床医学院)]

肖　婷(中南大学湘雅口腔医学院)

邱冠华(伊利诺伊香槟分校)

邹　萍(深圳市中医院)

汪伟明(中南大学湘雅医院)

张红艳(觅爱集团)

张春香(天津市口腔医院)

张俊卿(常德市第一人民医院)

张剑英(中南大学湘雅口腔医学院)

张　洁(长沙市口腔医院)

张海霞(中南大学湘雅二医院)

张　雷(上海第九人民医院)

陈雨涵(中南大学湘雅口腔医学院)

陈晓明(益阳医学高等专科学校)

陈　娟(中南大学湘雅口腔医学院)

陈明伟(山东省济宁市第一人民医院)

林　芬(广东省中山市口腔医院)

Omar Rahhal(中南大学湘雅口腔医学院)

易　芳(中南大学湘雅口腔医学院)

罗骏思(中南大学湘雅口腔医学院)

罗　眺(中南大学湘雅口腔医学院)

周玥颖(中南大学湘雅口腔医学院)

周　典(中南大学湘雅口腔医学院)

周　奖(中南大学生命科学学院)

周　静(长沙市口腔医院)

庞丹琳(中南大学湘雅口腔医学院)

郑胜平(长沙市中心医院)

赵丽莉(华北理工大学附属医院-河北联合大学附属医院)

胡文武(益阳医学高等专科学校)

胡海彤(中南大学湘雅口腔医学院)

Mohammed Hasania(中南大学湘雅口腔医学院)

Abdullah Qahtan(中南大学湘雅口腔医学院)

俞志维(宁波维美口腔)

洪珍珍(杭州市红十字会医院)

洪鹏宇(四川大学华西口腔医学院)

顾立群(浙江大学医学院附属口腔医院)

徐邢环宇(中南大学湘雅口腔医学院)

徐靖奇(中南大学湘雅口腔医学院)

高　陆(长沙陆丽知识产权代理有限公司)

郭俊涛(中南大学湘雅口腔医学院)

郭嘉晟(中南大学湘雅口腔医学院)

唐　茜(中南大学湘雅口腔医学院)

唐剑飞(中南大学湘雅口腔医学院)

唐艳萍(长沙卫生职业学院眼视光口腔学院)

唐健霞(中南大学湘雅口腔医学院)

涂先登(中南大学湘雅口腔医学院)

宾　心(中南大学湘雅口腔医学院)

陶戴曦[长沙市中医医院(长沙市第八医院)]

彭程纬(湖南省儿童医院)

程静怡(中南大学湘雅口腔医学院)

曾春玉(中南大学湘雅口腔医学院)

谢长青(中南大学湘雅口腔医学院)

谢　尚(北京大学口腔医院)

简　伟[岳阳市中心医院(原岳阳市一人民医院)]

鲍明彦(中南大学湘雅口腔医学院)

福　乐(中南大学湘雅口腔医学院)

蔡芸舟(冷水江市壹度文化传媒有限公司)

谭清颢(中南大学湘雅口腔医学院)

潘建芬(湖南省人民医院)

潘　灏(中南大学湘雅口腔医学院)

燕　飞(中南大学湘雅口腔医学院)

薛　雨(江苏省苏北人民医院)

序

头颈部恶性肿瘤是世界第六大最常见的肿瘤，其中口腔、口咽癌高发，其 5 年生存率仅为 50% 左右。口腔癌中最常见的病理类型为鳞状细胞癌，占 95% 以上。1948 年，国际上首次将疣状癌作为一种独立实体瘤从鳞状细胞癌中划分出来并予以命名。口腔疣状癌（oral verrucous carcinoma，OVC）是一种有别于经典型口腔鳞状细胞癌（oral squamous cell carcinoma，OSCC）的恶性肿瘤，具有独特组织学改变和生物学行为，属于 OSCC 的一种特殊类型。国内自 20 世纪 80 年代开始对 OVC 进行研究，OVC 逐渐被口腔病理及口腔肿瘤工作者所认识，但对其临床深入研究较少。OVC 临床上极易被误诊为其他疾病，常常延误治疗时机，导致病程进展，发生转移，最后不得不采取扩大切除和根治性手术，严重影响患者生存质量，甚至危害其生命。

中南大学湘雅口腔医（学）院唐瞻贵教授团队自 1992 年开始对 OVC 进行系列研究，在国际上首次将 OVC 分为外生型、囊肿型和浸润型，并制定了临床分型标准；建立了裸鼠移植瘤模型，率先独立完成了 OVC 全基因组基因及 miRNA 表达谱的构建，并进行了生物信息学

1

分析，建立了具有自主知识产权的 OVC 诊断用基因芯片；在 OVC 的发病机制方面做了大量系统而深入的研究，筛选出了大量参与 OVC 发生、发展的基因、蛋白，初步阐释了 OVC 的发病机制。在该方面的研究处于国内领先、国际先进的水平。

为了给口腔医疗人员提供治疗 OVC 的规范化诊疗方案，为教学、科研人员提供最新且全面的 OVC 相关资料，为口腔专业学生提供更多专业、精准的口腔知识，唐瞻贵教授团队凝聚了几代湘雅人的心血和汗水，带领其学院专家、青年研究者及其研究生团队，在多年从事 OVC 的临床及基础研究上，总结了目前国内外研究人员关于 OVC 领域取得的成果，编著了《口腔疣状癌》一书，此书详尽地描述了 OVC 的病因、病理、发病机制、临床表现、诊断与鉴别诊断、治疗随访、与口腔鳞状细胞癌的区别等章节，并辅以大量图表，为读者提供了 OVC 最全面且系统的知识。该书的出版将填补国内此领域书籍空白，为广大临床医生、相关科研工作者及医学生提供专业参考。

感谢唐瞻贵教授团队邀请我作序，特别高兴看到湘雅口腔医(学)院的发展及团队的茁壮成长，希望你们的研究及贡献能为我国口腔医生及科研工作者的成长助力，为健康中国加油，希望你们取得更好的成绩。

中南大学湘雅口腔医(学)院
沈子华

前言

1948 年，Ackerman 首次将疣状癌作为一种独立实体瘤从鳞状细胞癌中划分出来并予以命名。其中口腔疣状癌（oral verrucous carcinoma，OVC）是一种具有独特组织学改变和生物学行为，有别于典型口腔鳞状细胞癌（oral squamous cell carcinoma，OSCC）的恶性肿瘤。临床上常表现为缓慢生长，灰白色的疣状增生物，主要好发于下唇、舌、颊、牙龈和口底等口腔黏膜处。国内自 20 世纪 80 年代对 OVC 进行研究，OVC 逐渐为口腔病理及口腔肿瘤工作者所认识，但对其深入研究较少。一般认为 OVC 是一种光镜下具有典型"推进缘"、分化程度高、预后较好的恶性肿瘤，但临床发现少部分 OVC 具有侵袭性，可发生淋巴结转移等高度恶性肿瘤的临床生物学行为，不易被发现，易被误诊为疣状增生、鳞状细胞乳头状瘤等疾病，延误治疗时机，导致病程进展，甚至发生转移，最后不得不采取扩大切除和根治性手术，影响患者的生活质量，甚至危及生命。因此，如何减少 OVC 误诊误治，提高其早期诊断率、患者生存率和生活质量，是研究者们急需解决的难题。

　　本课题组自 1992 年起对 OVC 进行了系列研究,取得了较系统的研究成果。为了给从事口腔医学临床、科研和教学的医师、相关专业的学者及学生提供规范而实用的专业参考,本课题组及相关专家学者编撰了《口腔疣状癌》一书。在该书中对 OVC 的病因、病理学、发病机制、临床表现和分型、诊断和鉴别诊断、治疗、随访和预防等方面进行了全面而系统的介绍,为读者提供了 OVC 相关的全新知识,为临床医生提供了关于 OVC 的规范诊疗方案。

　　感谢沈子华教授为本书作序!

　　本书编写过程中得到了中南大学湘雅口腔医(学)院和各兄弟院校的专家和学者的大力支持,在此一并致谢!

　　医学知识浩如烟海,本书编写难免有所疏漏,恳请广大同仁和读者提出宝贵意见及建议,以便我们不断修订完善。

中南大学湘雅口腔医(学)院　唐瞻贵

2023 年春

目 录

第一章　疣状癌基本概述　　　　　　　　　　　　　1

　　第一节　口腔恶性肿瘤概述　　　　　　　　　　　3

　　第二节　VC 概述　　　　　　　　　　　　　　　4

　　第三节　VC 的临床表现　　　　　　　　　　　　5

　　第四节　VC 的基本治疗　　　　　　　　　　　　7

　　参考文献　　　　　　　　　　　　　　　　　　11

第二章　口腔疣状癌概述及流行病学　　　　　　　　15

　　第一节　OVC 概述　　　　　　　　　　　　　　17

　　第二节　OVC 的流行病学　　　　　　　　　　　20

　　参考文献　　　　　　　　　　　　　　　　　　21

第三章　口腔疣状癌病因学　　　　　　　　　　　　23

　　第一节　烟草、饮酒、嚼食槟榔　　　　　　　　25

　　第二节　人乳头瘤病毒　　　　　　　　　　　　28

第三节　口腔卫生不良、不良修复体　　　　　　　29

第四节　口腔黏膜慢性疾病、良性肿瘤恶变　　　30

参考文献　　　　　　　　　　　　　　　　　　31

第四章　口腔疣状癌的发病机制　　　　　　　35

第一节　基因组学　　　　　　　　　　　　　　37

第二节　蛋白组学　　　　　　　　　　　　　　43

第三节　表观遗传学　　　　　　　　　　　　　48

参考文献　　　　　　　　　　　　　　　　　　50

第五章　口腔疣状癌临床表现和分型　　　　　　55

第一节　OVC 的临床表现　　　　　　　　　　　57

第二节　OVC 的临床分型　　　　　　　　　　　60

参考文献　　　　　　　　　　　　　　　　　　66

第六章　口腔疣状癌的病理学研究　　　　　　　69

第一节　光镜下组织病理学特征　　　　　　　　71

第二节　电镜下组织病理学特征　　　　　　　　78

参考文献　　　　　　　　　　　　　　　　　　84

第七章　口腔疣状癌的诊断及鉴别诊断　　　　　85

第一节　OVC 临床诊断　　　　　　　　　　　　87

第二节　OVC 病理诊断　　　　　　　　　　　　88

第三节　OVC 与疣状增生　　　　　　　　　　　89

第四节　OVC 与鳞状细胞乳头状瘤　　　　　　　91

第五节　OVC 与慢性白色念珠菌病　　　　　　　93

第六节　OVC 与牙源性角化囊肿　　　　　　　　94

第七节　OVC 与成釉细胞瘤　　　　　　　　　　95

第八节　OVC 与侵袭性牙周炎　　　　　　　　　96

第九节　OVC 与慢性颌骨骨髓炎　　　　　　　　97

参考文献　　　　　　　　　　　　　　　　　　98

第八章　口腔疣状癌的治疗、随访及预防　　　　　101

第一节　OVC 的治疗原则　　　　　　　　　　103

第二节　不同分型 OVC 的治疗方法　　　　　　110

第三节　OVC 术后随访　　　　　　　　　　　112

第四节　OVC 的预防　　　　　　　　　　　　114

参考文献　　　　　　　　　　　　　　　　　　120

第九章　口腔疣状癌与口腔鳞状细胞癌　　　　　125

第一节　OVC 与 OSCC 差异基因表达分析　　　127

第二节　OVC 与 OSCC 临床诊疗特点　　　　　129

参考文献　　　　　　　　　　　　　　　　　　132

第十章　口腔疣状癌与口腔黏膜疾病　　　　　　135

第一节　OVC 与 OSF　　　　　　　　　　　　137

第二节　OVC 与 CA/GW　　　　　　　　　　139

第三节　OVC 与 DLE　　　　　　　　　　　　141

第四节　OVC 与 OLK　　　　　　　　　　　　142

参考文献　　　　　　　　　　　　　　　　　　143

第一章

疣状癌基本概述

第一节

口腔恶性肿瘤概述

口腔恶性肿瘤又称口腔癌，大部分属于鳞状上皮细胞癌，即所谓的黏膜发生变异。在临床实践中口腔癌包括牙龈癌、舌癌、软硬腭癌、颌骨癌、口底癌、口咽癌、涎腺癌、唇癌和上颌窦癌以及发生于颜面部皮肤黏膜的癌症等。口腔癌是头颈部较常见的恶性肿瘤之一。

口腔恶性肿瘤的特征主要表现为生长速度比较快，同时对肿瘤周边的组织具有破坏性，并可能会出现邻近或远处的转移。不同部位出现的恶性肿瘤，表现和特征并不完全一致，主要的相同表现为溃疡、突起等。口腔恶性肿瘤初起时常为局部溃疡、硬结或小结节，一般无明显的自发性疼痛。随着肿瘤迅速生长并向周围及深层组织浸润，可出现疼痛、硬结扩大、肿物外突、表面溃疡或边缘隆起呈菜花状，基底硬，中心可有坏死和恶臭，常伴有感染，表面易出血。

不同部位的肿瘤因破坏邻近组织、器官而出现不同的症状和功能障碍。如舌癌有明显的疼痛和不同程度的舌运动受限，影响吞咽、说话等功能，恶性程度较高，发展快，早期即可有淋巴结转移。龈癌常波及牙槽骨，易使牙齿松动或脱落，继续扩展可侵犯颌骨，在上颌骨可侵入上颌窦，在下颌骨可累及下牙槽神经，引起疼痛或麻木。

第二节

VC 概述

疣状癌(verrucous carcinoma，VC)是一种特殊类型的鳞状细胞癌，通常累及口腔、食道、喉部、生殖器、皮肤等结构，其生长缓慢，以外源性为主，在患者察觉到它之前，可以生长到相当大的程度。与典型的鳞状细胞瘤溃疡结节的特征不同，VC 外观为灰白色的乳头状肿块，最初向外呈疣状或菜花样浸润性生长，后侵入身体组织，少数患者在晚期发区域性转移。VC 的病理表现提示它为一种特殊的鳞状细胞癌。普通鳞状细胞癌基底部和周边部常呈明显的条索状或团块状浸润性生长，基膜常受侵犯，细胞非典型性明显，核分裂象多见，上皮内可见角化珠；但 VC 以乳头状瘤样结构为主，基底呈"推挤样"侵袭，一般不侵犯基膜，且细胞分化程度高，上皮内偶可见角化珠；VC 只有局部侵袭性，几乎没有转移潜能，术后愈合好，复发率低。一些文献报道认为 VC 与人类乳头瘤病毒(human papilloma virus，HPV)感染无相关性；而有报道认为大多数 VC 与高危险的 HPV-16 感染有关。相比较巨大尖锐湿疣，高危险的 HPV 病毒更多见于阴茎 VC，因此部分学者认为 VC 和尖锐湿疣一样，由 HPV 病毒感染引起。

第三节

VC 的临床表现

VC 的临床分型可以分为以下几种：①口腔 VC，病损外形呈菜花状，可生长于口外及口内，生长在口内时可侵及大部分口腔黏膜；②生殖器肛门区 VC，最常见于男性龟头和未做过环切术的包皮处，表现为乳头瘤样增生，最后可侵入尿道，也见于女性外阴和肛门区；③足跖 VC，又称穿掘性上皮瘤，一方面向外生长，另一方面可也向纵深方向浸润，形成很多深的隐窝，其中充满角质物和脓液，可破坏局部皮肤，甚至骨组织。

对于 VC 的诊断，可通过结合患者病史、临床特征和病理组织学检查等确定，对难确诊的病例可通过免疫组化方法进行鉴别。临床上，VC 常被误诊为尖锐湿疣。尖锐湿疣是一种性传播疾病，临床表现为阴茎头或冠状沟等处开始出现淡红色细小丘疹，后逐渐长大并增多。长大的尖锐湿疣呈乳头瘤样，其外观湿润柔软。生长在生殖器、肛门周围区域的 VC 形态上不易与尖锐湿疣相鉴别，前者纤维瘤样增生较粗、厚、硬，刮之可有角质脱落，但不易出血，疣体与基底部连接致密，基底可见明显的浸润性肥厚性红斑，瘤体可形成隐窝，其内有角质充填现象和脓液等；而尖锐湿疣疣体仅侵及皮肤表皮且不向内生长。此外，VC 的瘤体不易清除；而尖锐湿疣所形成的菜花样赘生物，皮损与皮损之间有正常的皮肤相隔，表面致密、基底稀疏，质地相对较脆，易刮除(图 1-1)。VC 还常被误诊为鳞癌。镜下，鳞癌细胞核异形明显，核分裂象多见，基底膜破坏，往往伴有局部淋巴结转移，与 VC 有显著区别。极少数患者可能由于临床表现不典型、活检时未取到足够的肿瘤组织而被误诊为鳞状上皮不典型增生或尖锐湿疣，此时，如患者的临床表现、生物学行为提示 VC 可能,应重复多次活检。对肿瘤直径大于 2 cm 又怀疑为 VC 者,建议活检时尽量取到肿瘤的基底部和深部组织,必要时予重新取标本。对于诊断困难的病例,还可通过免疫组化染色 MDM2 基因产物、P53、增殖细胞核抗原 (proliferating cell nuclear antigen, PCNA)、Ki-67 等指标进行鉴别。国内文献报道 92 例 VC 误诊病例,误诊为尖锐湿疣 8 例、鳞状细胞癌 15 例,误诊率分别为 8.7% 和 16.3%。

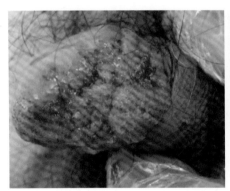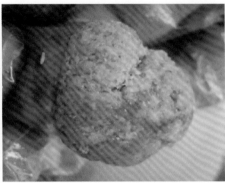

图 1-1 尖锐湿疣(左)、VC(右)

第四节

VC 的基本治疗

    VC 的治疗首选手术，对肿瘤较大者可选择手术治疗，切除的范围以距离肿瘤 2 cm 且切缘快速病理切片报告未见肿瘤细胞为准。由于对 VC 的生物学特性尚未了解清楚，过去对其采用的治疗常过于积极，在行肿瘤切除术的同时还施行区域淋巴结清除术，这样使手术过于复杂，对患者造成的创伤更大，费用更高，且治疗效果与未行淋巴结清除术无显著差异，因此不赞同施行预防性区域性淋巴结清除术。对伴有腹股沟局部淋巴结肿大的患者行肿瘤切除及抗炎治疗后肿大的淋巴结消失，故此现象可能由炎症反应所致，不推荐常规进行淋巴结清扫术。目前国内外对于 VC 是否可行放疗存在争议，部分学者认为放疗可促使 VC 发生间变，治疗不彻底，易复发，还可能使其发展成鳞状细胞癌，甚至发生转移，因此不建议使用放疗。

    阴茎 VC 是一种分化较好、恶性程度相对较低的恶性肿瘤，最常见于阴茎头、体部及包皮等部位，开始常表现为一小新生物，逐渐长成巨大的菜花状或蕈伞状肿块，呈分叶状，可侵犯至整个阴茎头部、冠状沟及体部。瘤体表面常有直径大小不等的结节，并有糜烂及分泌物，常无疼痛感，久之可出现坏死及溃疡，并有脓性分泌物及恶臭。当合并有感染时，肿块局部出现红肿、疼痛，久之可侵犯尿道等邻近组织和器官，但很少出现腹股沟区淋巴结及远处转移。近年来，阴茎 VC 的发病率有上升趋势，具体的发病原因目前尚不清楚，但可能与局部慢性病变、化学因素、辐射、外伤及瘢痕形成等多种因素有关。已有研究发现，Mdm2 基因的过表达及 p53 抑癌基因的表达下调在其发生、发展中起着重要作用。一般认为，包茎和包皮过长是阴茎 VC 的主要危险因素，而对 HPV 是否为该肿瘤的主要危险因素仍存在争议。阴茎 VC 常需与增生性皮肤病相鉴别，如尖锐湿疣、巨大尖锐湿疣、着色霉菌病、阴茎结核、阴茎头银屑病等，其中最难鉴别的为巨大尖锐湿疣。在显微镜下，两者细胞分化良好，基底膜不侵犯或少侵犯，但巨大尖锐湿疣缺乏基底部球茎状或鼓槌状"推挤样"生长这一典型现象，借此可与 VC 鉴别。手术是阴茎 VC 治疗的首选方法，术式有肿瘤局部切除术、阴茎部分切除术和全切除术。

1966 年 Kraus 等首次报道了 2 例发生于女性生殖系统的 VC，1 例发生于外阴，1 例发生于阴道，并对其临床与病理特征进行了描述。女性生殖系统 VC 发病率极低，尤其是宫颈 VC 极为少见，近年来，国内外均只有个案报道。阴蒂和大阴唇为外阴癌好发部位，癌灶侵犯女阴前半部分较多，外阴结节状赘生物伴瘙痒是其主要的症状。外阴赘生物呈灰白色疣状或菜花状，形似巨大尖锐湿疣，质地较硬，晚期表面可出现溃疡，继发感染后局部有异常分泌物或出血。子宫颈 VC 是宫颈鳞状细胞癌的一种较少见的特殊亚型，形态与外阴 VC 相同，呈外生性、膨胀性生长，形成巨大菜花状肿物。病理表现为镜下形成多数无结缔组织核心的乳头，被覆乳头的增生鳞状上皮分化好，很少或无细胞异型性和核分裂，基底部界限清楚，形成宽大的上皮脚，伸入上皮下间质，间质内可见炎细胞浸润，临床上容易误诊为良性肿瘤。宫颈 VC 首选手术治疗，通过外科手术进行广泛性局部切除，可有较好的效果。而由于病例极少，无临床对照，手术范围至今无统一标准。最近还有研究报道了首例卵巢 VC。女性生殖系统 VC 与 HPV 的感染有关，HPV 检测对于预防和诊断具有重要作用，其中阴道镜、细胞学和分子 HPV 检测为诊断女性生殖系统 VC 的重要方法。

足 VC 病因既往考虑和 HPV 感染有关，近年来报道 p53 蛋白和 Ki-67 抗原可能致病。足 VC 为多发角化性斑块，国内报道 5 例均表现典型，国外报道仅 1 例为多发。足 VC 组织病理学表现为高度增生的鳞状上皮，呈乳头状，末端膨大钝圆呈钝角往周围浸润，有一定异型性，内含较多鳞状涡。因早期病变范围小，活检取材易过浅，足 VC 多被误诊为跖疣，早期 3 mm 的穿刺活检可帮助减少损伤，提高确诊率。治疗方式首选 Mohs 显微外科手术，手术前应行足 MRI 和足 CT 确定肿瘤范围。足部 VC 需要与巨大疣、角化棘皮瘤（keratoacanthoma，KA）鉴别，巨大疣病理示颗粒层增厚呈"抱球状"生长，可见空泡化细胞，HPV 原位染色呈阳性；KA 临床多生长迅速，中央有角栓，除去角栓可见火山口状，周围堤状隆起。

1985 年 Ferlito 等提出喉 VC 的全面诊断标准：常见于男性，好发于声带；外观表现为蕈样外生性肿块，表面有刺状突起；细胞分化高，无恶性肿瘤的细胞学特征；有边界清楚的推进缘，基质中出现显著的慢性炎症反应，主要是淋巴细胞和浆细胞浸润，有上皮珠及角化珠，无转移倾向。喉 VC 发病机理尚不完全清楚，多数学者认为与吸烟、HPV 感染有关。喉 VC 常伴有 HPV 感染并过表达活动性 HPV 病毒转录信号的标志物 p16，表明 HPV 在喉 VC 发生发展中具有一定的作用。HPV 与喉 VC 发生、复发、转变成浸润性鳞状细胞癌及临床预后的关系还有待于进一步研究。喉 VC 是高度分化鳞状细胞癌的一种特殊类型，临床医生常因认识不足而将其误诊为恶性肿瘤，但该肿瘤组织在显微镜下并无恶性肿瘤的形态学改变，即无浸润、不转移。由于活检标本取材局限，加之 VC 细胞组织特点，若没有临床相关资料，几乎无法准确诊断，所以正确诊断喉 VC 依赖于病理学专家与临床医生密切配合，必要时需反复活检。有研究报道 2 例喉 VC 多次纤维喉镜活检的病理结果均为"鳞状上皮乳头状增生伴不全角化及异型增生"，因此需要结合临床检查和喉镜形态及病理镜下特点，对鳞状上皮异型增生、乳头状瘤、VC 和鳞状细胞癌等进行鉴别诊断。喉 VC 在治疗上目前还存在争议，为保留喉功能，大部分学者主张以手术切除为主要治疗方式，认为放疗可导致细胞间变、局部复发、区域转移。张学辉等主张以广泛手术切除为主要治疗方式，选择喉垂直部分切除术或喉全切除术，对复发病例可反复手术。McCaffrey 等分析 52 例喉 VC，认为手术是主要的治疗方式，临床上出现颈淋巴结肿大时可行颈清扫术；喉 VC 分化程度高，对放疗不敏感，且放疗可能引起细胞间变，但肿瘤分期晚、手术不能保留喉功能的情况下可选择放疗。Koch 等分析 827 例喉 VC，5 年生存率为 86.9%，其中单纯手术组喉 VC 5 年生存率为 94.2%，单纯放疗组 5 年生存率为 66.3%，而放疗后细胞间变的发生率为 6.7%，认为早期喉 VC 治疗以手术为主，晚期可选择手术加放疗综合治疗。

口腔疣状癌（oral verrucous carcinoma，OVC）是口腔鳞状上皮细胞癌（oral squamous cell carcinoma，OSCC）的一种罕见的低级别、高分化的变异，占 OSCC 的 2%~12%。1948 年 Ackerman 首次将 OVC 作为独立实体瘤从鳞状上皮细胞癌中划分出来，将其作为外源性、高分化变异的鳞状细胞癌进行了报道。OVC 通常发生在颊黏膜、舌头、嘴唇、牙龈、牙槽嵴和口底，表现出对老年男性的偏好，尤其是 60 岁以上的男性。其主要临床表现为外生肿块和乳头状外观。OVC 只有局部侵袭性，很少发生淋巴结转移和远处转移，少部分可侵犯颌骨，伴有白色豆渣样物，易复发，预后差。临床上 OVC 主要分为外生型、浸润型和囊肿型。外生型较为多见，好发于唇、颊、舌等黏膜，表现为外生肿块，表面呈颗粒状或疣状；而囊肿型及浸润型好发于牙龈及上下颌骨，并伴有白色豆渣样物，侵袭性强，预后差。OVC 病理表现为鳞状上皮高度增生，表面呈乳头状，常无明显结缔组织中轴；表面过度不全角化，不全角化层形成楔形角嵌入增生的上皮钉突中；高度增生的上皮钉突末端膨大钝圆，大部分上皮钉突几乎以同样深度向结缔组织区浸润，形成推进缘（pushing border）。OVC 的病因复杂，取决于多种因素，与饮酒、吸烟、嚼槟榔和口腔微生物群之间存在着强烈的关联。这些因素可能单独或协同作用于口腔癌变。OVC 还与不良修复体、早期损伤和疤痕以及慢性炎症有关。在 OVC 的其他潜在原因中，令人感兴趣的是 HPV 的有争议且无定论的致病作用。有研究证实 αB-晶体蛋白具有抗凋亡作用，其机制可能与抑制 OVC 中 caspase-3 的激活有关。治疗方案主要包括手术、化疗、放疗或联合疗法、冷冻疗法和剃须切除术。然而，对于大面积病变，手术通常会导致外观不清和功能障碍。化疗或放疗可能有不良反应和间变性转化，因此疗效值得怀疑。

参考文献

［1］ Ackerman L V. Verrucous carcinoma of the oral cavity［J］. Surgery, 1948, 23(4)：670-678.

［2］ 唐瞻贵, 李晋芸, 苏彤, 等.口腔疣状癌的临床研究［J］.口腔颌面外科杂志, 2002(1)：87-88.

［3］ 赵亮, 方方, 林皆鹏, 等.疣状癌16例临床及病理分析［J］.临床皮肤科杂志, 2005(2)：75-77.

［4］ 吴信峰, 万万, 赵亮, 等.疣状癌外科治疗探讨［J］.中国美容医学, 2011, 20(10)：1527-1529.

［5］ 邹萍, 唐瞻贵, 冯德云, 等.人乳头状瘤病毒16/18型、p53、p16蛋白在口腔疣状癌中的表达［J］.口腔颌面外科杂志, 2003(3)：211-215.

［6］ Guimaraes G C, Cunha I W, Soares F A, et al. Penile Squamous Cell Carcinoma Clinicopathological Features, Nodal Metastasis and Outcome in 333 Cases［J］. J Urol, 2009, 182(2)：528-534.

［7］ Fujimoto N, Nakanishi G, Ushida H, et al. Penile verrucous carcinoma arising in HPV-negative condylomatous papules［J］. Eur J Dermatol, 2011, 21(3)：436-438.

［8］ 周鹏, 张心男, 徐智慧, 等.阴茎疣状癌的临床诊断和治疗［J］.现代泌尿生殖肿瘤杂志, 2009, 1(3)：167-168, 173.

［9］ 王家璧.尖锐湿疣的治疗进展［J］.中国性科学, 2004(9)：41.

［10］ 蔡东洋, 杨永平, 徐胜旗, 等.青年尖锐湿疣合并阴茎疣状癌1例报道并文献复习［J］.中国实验诊断学, 2020, 24(2)：372-373.

［11］ 唐瞻贵, 赵素萍, 张雷, 等.口腔疣状癌与口腔鳞状细胞癌差异基因表达的对比分析［J］.中华口腔医学杂志, 2007, 42(4)：229-230.

［12］ 唐瞻贵, 邹萍, 李晋芸, 等.MDM$_2$在口腔疣状癌中的表达及意义［J］.实用口腔医学杂志, 2004(3)：375-376.

［13］ 蔡科科, 王建民, 汤洋, 等.阴茎疣状癌的临床诊疗［J］.天津医科大学学报, 2013(3)：91-93.

[14] 赵子东, 李思彤, 王傲, 等.巨大尖锐湿疣与阴茎疣状癌的临床病理鉴别: 附二例报告[J].实用皮肤病学杂志, 2020, 13(5): 306-308.

[15] 赵强.阴茎疣状癌 14 例诊治体会[J].现代中西医结合杂志, 2010, 19(9): 1122-1123.

[16] 王振林, 欧美荣, 孙显路, 等.阴茎疣状癌的诊治(附4例报告)[J].中华男科学杂志, 2007(6): 527-530.

[17] 刘雷山, 田立红, 张超, 等.阴茎疣状癌的认识与治疗策略[J].临床医学工程, 2019, 26(2): 149-150.

[18] Ouban A, Dellis J, Salup R, et al. Immunohistochemical expression of Mdm2 and p53 in penile verrucous carcinoma[J]. Ann Clin Lab Sci, 2003, 33(1): 101-106.

[19] Seixas A L, Omellas A A, Marota A, et al. Verrucous carcinoma of the penis: retrospective analysis of 32 cases[J]. J Urol, 1994, 152 (5 Pt 1): 1476-1479.

[20] Gross G, Pfister H. Role of human papillomavirus in penile cancer, penile intraepithelial squamous cell neoplasias and in genital warts[J]. Med Microbiol Immunol, 2004, 193 (1): 35-44.

[21] Kraus F T, Perez-Mesa C. Verrucous carcinoma; clinical and pathologic study of 105 cases involving oral cavity [J], larynx and genitalia. Cancer, 1966, 21 (5): 691.

[22] Crowther M E, Lowe D G, Shepherd J H. Verrucous carcinoma of the female genital tract: a review. Obstet Gynecol Surv, 1988, 43: 263-280.

[23] 连利娟, 林巧稚.妇科肿瘤学[M].2 版.北京: 人民卫生出版社, 1994.

[24] 胡小青, 姚心雨, 罗兵, 等.外阴和宫颈疣状癌 7 例临床分析[J].临床肿瘤学杂志, 2009, 14(5): 421-424.

[25] Fancher T T, Hamzi M H, Macaron S H, et al. Hybrid Verrucous-Squamous Cell Carcinoma of the Ovary With Synchronous Squamous Cell Carcinoma of the endometrium[J]. Int J Surq Pathol, 2008, 16 (1): 91-95.

[26] Prat J. Patholog of vulva intraepithelial lesions and early invasive carcinoma[J]. Hum Pathol, 1991, 22 (9): 877-883.

[27] Nakamura Y, Kashiwagi K, Nakamura A, et al. Verrucous carcinoma of the foot diagnosed using p53 and Ki-67 immunostaining in a patient with diabetic neuropathy

［J］. Am J Dermatopathol，2015，37（3）：257－259.

［28］Nagarajan D，Chandrasekhar M，Jebakumar J，et al. Verrucous carcinoma of foot at an unusual site：lessons to be learnt［J］. South Asian JCancer，2017，6（2）：63.

［29］Suen K，Wijeratne S，Patrikios J. An unusual case of bilateral verrucous carcinoma of the foot（epithelioma cuniculatum）［J］. J Surg Case Rep，2012，2012（12）：1－3.

［30］Lee H M，Kim Y S，Kim J P，et al. An unusual presentation of verrucous carcinoma of the foot with bone invasion［J］. J Am Podiatr Med Assoc，2016，106（6）：427－429.

［31］Gordon D K，Ponder E N，Berrey B H，et al. Verrucous carcinoma of the foot，not your typical plantar wart：a case study［J］. Foot，2014，24（2）：94－98.

［32］杨露露，吕中法.足跟多发疣状癌 1 例并文献复习［J］.中国皮肤性病学杂志，2019，33（1）：73－74.

［33］Ferlito A. Diagnosis and treatment of verrucous squamous cell carcinoma of the larynx：a critical review［J］. Ann Otol Rhinol Laryngol，1985，94（6）：575－579.

［34］贺敬，孟宏学，姚国栋，等. HPV 与喉癌研究新进展［J］.现代生物医学进展，2017，17（30）：5817，5989－5992.

［35］张学辉，黄健男，占顺堂，等.喉疣状癌的诊断与治疗（3 例报告及文献复习）［J］.中国医学文摘（耳鼻咽喉科学），2005（2）：89－90，12.

［36］黄素红，彭解人，蔡翔，等.喉疣状癌的临床分析［J］.山东大学耳鼻喉眼学报，2006（4）：289－291，295.

［37］郭振英，聂喜林，孙文勇.喉疣状癌二例临床病理分析并文献复习［J］.中华肿瘤防治杂志，2017，24（9）：644－646.

［38］吕丹，杨慧，朱远志，等.喉疣状癌的诊断与治疗（附 1 例报告及文献复习［J］）.临床耳鼻咽喉头颈外科杂志，2013，27（9）：486－488.

［39］McCaffrey T V，Witte M，Ferguson M T. Verrucous carcinoma of the larynx［J］. Ann Otol Rhinol Laryngol，1998，107（5）：391－395.

［40］Koch B B，Trask D K，Hoffman H T，et al. National survey of head and neck verrucous carcinoma：patterns of presentation，care，and outcome［J］. Cancer，2001，92：110－120.

［41］Quan H Z，Tang Z G，Zhao L，et al. Expression of αB－crystallin and its potential anti－apoptotic role in oral verrucous carcinoma［J］. Oncol Lett. 2012，3（2）：

330-334.

[42] Peng Q, Wang Y H, Quan H Z, et al. Oral verrucous carcinoma: From multifactorial etiology to diverse treatment regimens (Review)[J]. Int J Oncol, 2016, 49(1): 59-73.

[43] 唐瞻贵, 谢晓莉, 粟红兵, 等. 口腔粘膜疣状癌电镜观察及其与临床病理的联系[J]. 湖南医科大学学报, 1996(3): 262-264.

[44] 郑家伟, 钟来平, 张志愿. 口腔癌的预防. 中国口腔颌面外科杂志, 2009, 7(2): 168-175.

第一章

口腔疣状癌概述及流行病学

第一节

OVC 概述

一、OVC 概述

1948 年，Ackerman 在国际上首次将疣状癌作为一种独立实体瘤从鳞状细胞癌中划分出来并予以命名。疣状癌常见于老年男性患者，多发于口腔（占 75%）、外生殖器、肛门和足跖等部位，偶见于耳郭、喉部和小腿等部位。其中，发生于口腔的疣状癌被称为口腔疣状癌（oral verrucous carcinoma，OVC）。OVC 是一种具有独特组织学改变和生物学行为，有别于经典型口腔鳞状细胞癌（oral squamous cell carcinoma，OSCC）的恶性肿瘤，属于 OSCC 的一种特殊类型。国内自 20 世纪 80 年代开始对 OVC 进行研究，OVC 逐渐被口腔病理及口腔肿瘤工作者所认识。一般认为，OVC 呈疣状、乳头状外观，主要发生于下唇、舌、颊、牙龈和口底等口腔黏膜，好发于老年男性，生长缓慢，以外生为主，有局部侵袭性，可转变为 OSCC 发生转移。

二、OVC 的病因

OVC 的病因较复杂，主要与嚼食烟草、吸烟和饮酒，以及 HPV 感染等多种因素相关。大量研究表明 HPV16/18 型感染是 OVC 的重要致病因子，相比高分化和低分化 OSCC 组织，其与 OVC 的关系更为密切。同时，还有研究发现，口腔黏膜下纤维化、口腔扁平苔藓、口腔疣状白斑和牙源性角化囊肿等均可恶变为 OVC，也可与 OVC 共存。另外，口腔卫生不良及不良修复体也是 OVC 的发病因素之一。

三、OVC 的临床表现

OVC 主要好发于中老年男性群体，常见于下唇、颊部和牙龈黏膜，表面欠光滑，呈小结节、颗粒状或菜花样损害，生长缓慢，淋巴结转移及远处转移少见。少部分 OVC 可侵犯颌骨，常伴有白色干涩豆渣样物，易复发，预后差。根据 OVC 的临床特点和生物学行为特征，可将 OVC 分为外生型、囊肿型和浸润型。另有学者认为，临床上还存在着杂交瘤型 OVC，即在同一病例中 OVC 与 OSCC 并存。

四、OVC 的病理表现

典型的 OVC 光镜下表现为鳞状上皮高度增生，表面呈乳头状，乳头中央常无明显结缔组织中轴；表面不全角化，不全角化层形成楔形角，嵌入增生的上皮钉突中；高度增生的上皮钉突末端膨大钝圆，有的呈球根状；大部分上皮钉突几乎以同样深度向结缔组织区浸润，形成推进缘（pushing border）。基底膜大多完整，肿瘤上皮与正常黏膜上皮界限明显。

五、OVC 诊断及治疗

OVC 的诊断包括临床和病理 2 个方面。临床上，主要根据三种分型的特征性临床表现同时借助 X 片、CT 等辅助检查手段予以初步诊断。OVC 的最终诊断需依靠组织病理学检查：鳞状上皮呈乳头状增生，乳头之间有大量不全角化物，表面不全角化形成大块角质栓塞，嵌入增生的上皮钉突中；上皮钉突以同样深度向结缔组织区浸润，形成推进缘；可见高度增生的上皮钉突末端呈球根状。

OVC 的治疗有一定特殊性，应根据不同的临床分型，采取不同的治疗方式。OVC 的治疗方法以手术为主，配合放疗、化疗、冷冻治疗和 CO_2 激光治疗。

由于 OVC 患者存在复发和转移，长期随访是必要的。随访应包括局部和全身体格检查及影像学检查。总的原则为：前 2 年内，每 3 个月随访 1 次；第 3~5 年，每半年随访 1 次；5 年以上，每 1 年随访 1 次。随访重点应根据 OVC 的临床分型而有所区别。

第二节

OVC 的流行病学

Santosh HN 等报道, OVC 仅占口腔癌的 3%~4%。而 Rekha KP 等认为, OVC 在所有口腔癌的构成比介于 2% 到 16% 之间。Joshua Franklyn 等学者曾对 1049 例 OSCC 患者进行观察统计, 其中 30 名患者(2.86%)被诊断为 OVC, 男性 25 例(83%), 女性 5 例(17%), 男女患者比为 5:1, 平均发病年龄 49 岁。根据 Chaisuparat R 等的报道, OVC 的 5 年生存率仅为 50% 左右。

Jose EA 等对美国 1973 年至 2012 年期间诊断为 OVC(上下唇、牙槽嵴、口舌、口底、颊黏膜、硬腭)的 1481 例患者进行统计分析发现, 患者被确诊时的平均年龄为 69.5 岁, 其中 50.5% 的病例是男性患者。原发部位以口舌最多见(28.9%), 其次为牙槽嵴(21.4%)和颊黏膜(19.0%)。其中, 1.6% 的病例显示淋巴结受累。80.4% 的患者接受了手术治疗, 7.4% 的患者同时接受了手术和放疗。2 年、5 年和 10 年的总存活率分别为 83%、64% 和 42%。总死亡病例数为 1180 人, 其中 243 人直接归因于 OVC。

参考文献

［1］Shafer W G. Verrucous carcinoma［J］. Int Dent J, 1972, 22 (4): 451-459.

［2］Santosh H N, Nagaraj T, Saxena S, et al. Verrucous carcinoma: A clinicopathological study［J］. J Oral Maxillofac Pathol, 2019, 23(2): 303.

［3］Rivera C. Essentials of oral cancer［J］. Int J Clin Exp Pathol, 2015, 8 (9): 11884-11894.

［4］邹萍, 唐瞻贵, 冯德云, 等. 人乳头瘤病毒 16/18 型、p53、p16 蛋白在口腔疣状癌中的表达［J］. 口腔颌面外科杂志, 2003, 13(3): 211-215.

［5］邹萍, 唐瞻贵, 冯德云, 等. 人乳头状瘤病毒 16/18 型在口腔疣状癌中的表达及意义［J］. 现代口腔医学杂志, 2004, 18(1): 5-8.

［6］Luo J S, Tang Z G, Li L, et al. Verrucous carcinoma associated with oral submucous fibrosis that gradually transforms to squamous cell carcinoma: a rare case report［J］. Int J Clin Exp Pathol, 2016, 9(11): 11838-11842.

［7］Peng Q, Tang Z G, Wang Y H, et al. Oral verrucous carcinoma: from multifactorial etiology to diverse treatment regimens (Review)［J］. Int J Oncol, 2016, 49(1): 59-73.

［8］Walvekar R R, Chaukar D A, Deshpande M S, et al. Verrucous carcinoma of the oral cavity: A clinical and pathological study of 101 cases［J］. Oral Oncol, 2009, 45(1): 47-51.

［9］Fang X D, Liu O S, Tang Z G. Oral verrucous carcinoma: a retrospective clinical study of 29 Chinese patients［J］. Int J Clin Exp Med, 2017, 10(3): 5228-5232.

［10］Kolokythas A, Rogers T M, Miloro M. Hybrid verrucous squamous carcinoma of the oral cavity: treatment considerations based on a critical review of the literature［J］. J Oral Maxillofac Surg, 2010, 68(9): 2320-2324.

［11］Gokavarapu S, L M C Rao S, Tantravahi US, et al. Oral hybrid verrucous carcinoma: a clinical study［J］. Indian J Surg Oncol, 2014, 5(4): 257-262.

［12］唐瞻贵, 谢晓莉, 粟红兵, 等. 口腔黏膜疣状癌电镜观察及其与临床病理的联系［J］. 湖南医科大学学报, 1996, 39(3): 262-264.

[13] Rekha K P, Angadi P V. Verrucous carcinoma of the oral cavity: A clinico-pathologic appraisal of 133 cases in Indians[J]. Oral Maxillofac Surg, 2010, 14: 211-218.

[14] Campaner A B, Cardoso F A, Fernandes G L, et al. Verrucous carcinoma of the vulva: diagnosis and treatment[J]. An Bras Dermatol, 2017, 92(2): 243-245.

[15] Kallarakkal T G, Ramanathan A, Zain R B. Verrucous papillary lesions: dilemmas in diagnosis and terminology[J]. Int J Dent, 2013, 2013: 298249.

[16] Sciubba J J, Helman J I. Current management strategies for verrucous hyperkeratosis and verrucous carcinoma[J]. Oral Maxillofac Surg Clin North Am, 2013, 25(1): 77-82.

[17] Yu C H, Lin H P, Cheng S J, et al. Cryotherapy for oral precancers andcancers[J]. J Formos Med Assoc, 2014, 113(5): 272-277.

[18] Yeh C J. Treatment of verrucous hyperplasia and verrucous carcinoma by shave excision and simple cryosurgery[J]. Int J Oral Maxillofac Surg, 2003, 32(3): 280-283.

[19] Galimberti D, Galimberti G, Pontón Montao A, et al. Oral verrucous carcinoma treated with carbon dioxide laser[J]. J Eur Acad Dermatol Venereol, 2010, 24(8): 976-977.

[20] Vidyasagar M S, Fernandes D J, Kasturi D P, et al. Radiotherapy and verrucous carcinoma of the oral cavity. A study of 107 cases[J]. Acta Oncol, 1992, 31(1): 43-47.

[21] Wu C F, Chen C M, Shen Y S, et al. Effective eradication of oral verrucous carcinoma with continuous intraarterial infusion chemotherapy[J]. Head Neck, 2008, 30(5): 611-617.

[22] Candau-Alvarez A, Dean-Ferrer A, Alamillos-Granados F J, et al. Verrucous carcinoma of the oral mucosa: an epidemiological and follow-up study of patients treated with surgery in 5 last years[J]. Med Oral Patol Oral Cir Bucal, 2014, 19(5): e506-e511.

[23] Franklyn J, Janakiramans R, Tirkey A J., et al. Oral Verrucous Carcinoma: Ten Year Experience from a Tertiary Care Hospital in India[J]. Indian J Med Paediat, 2017, 38(4): 452-455.

[24] Jose E A, Edward C K, Armin A, et al. A population-based analysis of verrucous carcinoma of the oral cavity[J]. The Laryngoscope, 2018, 128(2): 393-397.

第三章

口腔疣状癌病因学

目前关于OVC的致病因素尚不十分明确，但可能与烟酒槟榔摄入、HPV感染、口腔局部刺激、口腔黏膜病变有关。本章仅从以上4个方面进行阐述。

第一节

烟草、饮酒、嚼食槟榔

吸烟、饮酒、咀嚼槟榔都极大程度上诱发并促进了OVC的发生和发展，这可能与烟酒和槟榔中的有毒成分进入机体后损伤了机体细胞的功能有关。长期的刺激过程中，随着受损细胞的增多，OVC发生的几率也增高。其中，烟草和酒精相关的致癌物是口腔癌（其中包括OVC）公认的两种主要危险因素。

烟草烟雾或其水溶性成分中有300多种致癌物，主要包括芳香烃苯和亚硝胺等，烟草中的致癌物质能通过产生06甲基鸟嘌呤等DNA加成物干扰免疫细胞的DNA复制，损害细胞增殖，从而破坏机体免疫反应，减低机体对癌变细胞的清理能力，促进OVC的发生。王珍等对86例OVC患者的研究中有长期吸烟史者有68例。有研究显示，在101例OVC患者中，有咀嚼烟草、吸烟和饮酒习惯的患者分别占77%、42%和10%，并认为咀嚼烟草是一种比吸烟更具有致癌潜力的致癌因素，此现象在印度地区较为常见。吸烟习惯与口腔癌的发病率有很强的相关性：每天吸烟超过20支的人罹患口腔癌的风险更高，增加患病风险高达不吸烟人群的6倍，吸未经过滤的香烟（如手卷香烟、雪茄和烟斗）的人比吸经过滤的成品香烟的人更容易患上口腔癌。研究显示，假设不吸烟危险度是1，每天吸10~19支危险度上升为6.0，20支以上为7.7，40支以上危险度高达12.4。

过量饮酒会增加OVC的发生率，主要原因为：饮酒提高了机体活性氧簇或自由基的水平，降低了血浆中抗氧化剂的浓度，导致氧化剂应激而使DNA损伤增加，使正常细胞转化为恶性。另外，酒精可能充当致癌物的溶剂，促进了致癌物质进入细胞内部，减少了上皮细胞中的线粒体，进而改变了上皮细胞的胞内代谢功能，增强了DNA烷基化，在OVC癌变初期就能损伤细胞功能。饮酒还会增加患口底癌与舌癌的风险，因酒与口底黏膜和舌反复接触，会烧伤黏膜，增加其对致癌物质的吸收。饮酒持续时间和频率与口腔癌密切相关，饮酒超过20年的个体患OVC的风险较不饮酒个体高出3倍，高频率摄入酒精饮料(每周大量饮酒超过2次)罹患口腔癌的风险高出5倍。多因素Logistic回归分析结果显示，OVC的发生与年龄、性别、吸烟史、饮酒史有关，年龄>40岁、性别为女性、吸烟、饮酒是发生OVC的独立危险因素。临床研究表明，饮酒与OVC的发生呈正相关。Gardner对189例OVC患者进行调查，94%的患者饮酒。Wynder等发现33%的OVC患者有每天饮酒习惯，其酒精含量超过155.5 g。饮酒和吸烟或饮酒和口腔卫生差，二者有协同作用，都会增加患OVC的风险。

有学者对38例OVC患者的研究表明，大多数患者有咀嚼槟榔、吸烟习惯，并认为槟榔是一种比烟草更具有致癌潜力的致病因素。槟榔中含有多种生物碱，包括槟榔碱、槟榔次碱、去甲槟榔碱、去甲槟榔次碱、异去甲槟榔次碱、槟榔副碱和高槟榔碱等。槟榔碱对多种细胞具有遗传毒性和致畸性，在口腔致癌中起着重要作用。槟榔中的多酚物质包括缩合单宁、水解单宁、非单宁黄烷、简单多酚物质等。长期嚼食槟榔可导致槟榔酚类物质的这些作用不断地增强和累积，酚类物质不断释放的活性氧等可产生细胞毒性作用，慢性刺激会使DNA异常而导致OVC的发生。另外，嚼食槟榔过程中可产生活性氧，尤其是嚼食新鲜槟榔时一般将槟榔与老叶、石灰一起放入口中咀嚼。石灰是一种助癌剂，加入石灰后口腔呈碱性环境，可进一步促进活性氧的释放。活性氧是机体代谢的有害物质，具有遗传毒性和致突变性，参与肿瘤的发生、发展过程。活性氧可以氧化蛋白质和不饱和脂肪酸，嚼食槟榔过程中产生的活性氧可氧化涎腺蛋白质，引起口腔黏膜组织结构的改变，使其他槟榔成分和口腔环境有害物质的渗透更为广泛和深入。同时，咀嚼槟榔时槟榔纤维与口腔黏膜长时间的大力摩擦可造成口腔黏膜损伤和局部外伤。口腔黏膜局部慢性损伤可增强口腔内活性氧及其他氧化剂的氧化作用，使黏膜损伤进一步加重，还可促进细胞增殖以及引起局部组织的慢性炎症。以上种种综合作用的长时间累积就可导致细胞变性和癌变，从而诱发 OVC。

第二节

人乳头瘤病毒

一般认为人乳头瘤病毒(Hmuan Papillomavirus, HPV)感染是 OVC 的重要致病因子，其中相比高分化和低分化 OSCC，HPV16/18 型感染与 OVC 的关系更为密切。唐等于 2003 年采用免疫组化和原位杂交方法检测后发现，OVC HPV 16/18 E6 蛋白及 HPV 16/18 DNA 阳性表达率均为 69.2%(9/13)，E6 蛋白平均染色强度高于高分化 OSCC 和低分化 OSCC 组($P<0.05$)；免疫组化方法检测 HPV 16/18 E6 蛋白与原位杂交方法检测 HPV 16/18 DNA 结果有良好的一致性。Noble-Topham 等人用 PCR 方法研究了 25 例 OVC 中的 HPV 感染情况，有 48%(12/25)检测到 HPV DNA，其中 1 例 HPV 6b/11 DNA，1 例 HPV16 DNA，9 例 HPV 18DNA，1 例同时有 HPV 16 和 18 DNA。Bustos 等研究发现，27.7%(9/33)的口腔癌患者 HPV DNA 阳性，其中 55.5%(5/9)的病例是 OVC，并且得出 OVC 是与 HPV 感染最相关的癌症的结论，当 HPV 感染减少时，OVC 发病的概率会降低。但近年来有学者认为 HPV 与 OVC 发生的相关性存在争议，提出 HPV 的作用可能是偶然的。例如，de Spíndula-Filho 等人根据对 39 个 OSSC、8 个 OVC 和 9 个普通黏膜样本的定量分析，研究了 HPV 在 OVC 细胞增殖中的作用，发现 HPV 和 OVC 之间没有相关性。

第三节

口腔卫生不良、不良修复体

不良修复体也是 OVC 的致病因素之一。特别是颊、舌等软组织发生 OVC 的患者在病变对应部位存在着明显的不良修复体等诱发因素。王珍等研究表明，55 岁以上 OVC 患者口内多可见残根或不良修复体存在。当口腔存在残根、残冠、不良修复体或外源性刺激物等尖锐刺激的损伤，常常会在舌边缘、颊黏膜边缘造成创伤性溃疡、慢性炎症性溃疡，继而进入创伤-修复-创伤-修复的无休止循环，反复发生炎症，形成溃疡，长时间不能治愈的慢性溃疡会发生癌变，其中以舌癌最为常见。有研究表明，舌癌、颊癌与残根、残冠等刺激有直接关系，牙龈癌则多与不良修复体有关，因此推测 OVC 可能也与此相关。

口腔卫生不良和口腔卫生保健常识欠缺也会增加 OVC 患病风险。Shafer 研究表明，OVC 患者的口腔卫生明显差于健康人群口腔卫生。还有学者对 OVC 的口腔黏膜标本检测发现，癌变区域的黏膜细菌数量远超过了对侧正常黏膜的细菌数量，口腔内部优势菌群发生变化，癌变区黏膜有白假丝酵母菌、铜绿假单胞菌等定植。若能够采取正确方式刷牙、定期有效维护口腔卫生，OVC 的发生风险将大大降低。口腔微生物群通过影响酒精和吸烟相关致癌物的局部代谢而影响口腔致癌过程。目前已发现硬毛菌、变形杆菌、拟杆菌、放线菌和融合细菌等五大类菌群与口腔癌发生有关。口腔细菌可将乙醇转化为乙醛，饮酒后残留于口腔中的乙醇被口腔细菌转化为乙醛，将口腔和胃肠道直接暴露于致癌的乙醛中。细菌可通过吸烟增强致癌物亚硝胺的活性，引起 OVC。

第四节

口腔黏膜慢性疾病、良性肿瘤恶变

OVC 也可与口腔黏膜慢性疾病、良性肿瘤恶变或其他疾病并发。研究发现，口腔黏膜下纤维化、口腔扁平苔癣、口腔疣状白斑和牙源性角化囊肿等口腔疾病均可恶变为 OVC，也可与 OVC 共存。王珍等研究了 86 例 OVC 患者表明，OVC 发生于颊黏膜者病灶周围多可见黏膜白斑或扁平苔癣样改变。也有学者研究了 101 例 OVC 患者，发现有 34 例在口腔检查中发现白斑或口腔黏膜下纤维化，占比达到 33.7%。

参考文献

［1］ Schütze M, Boeing H, Pischon T, et al. Alcohol attributable burden of incidence of cancer in eight European countries based on results from prospective cohort study ［J］. BMJ, 2011, 342: d1584.

［2］ Abeer A J, Lubna A N, Ashraf E M. Epidemiology of oral cancer in Arab countries ［J］. Saudi Med J, 2016, 37(3): 249-255.

［3］ Prabhakaran A O, Sam P, Lipsy P, et al. High prevalence of tobacco use and associated oral mucosal lesion among interstate male migrant workers in urban kerala, india［J］. Iran J Cancer Prev, 2015, 8(6): e3876.

［4］ 王珍, 李德新, 刘敏达, 等. 口腔疣状癌86例临床及病理分析［J］. 中国实用口腔科杂志, 2014, 7(6): 367-369.

［5］ Walvekar R R, Chaukar D A, Deshpande M S, et al. Verrucous carcinoma of the oral cavity: A clinical and pathological study of 101 cases［J］. Oral Oncol, 2009, 45(1): 47-51.

［6］ 傅锦业, 高静, 郑家伟, 等. 口腔癌相关危险因素的流行病学调查分析［J］. 中国口腔颌面外科杂志, 2011, 9(4): 316-322.

［7］ Andrade J O M, Santos C A S T, Oliveira M C. Associated factors with oral cancer: a study of case control in a population of the Brazil's Northeast［J］. Rev Bras Epidemiol, 2015, 18(4): 894-905.

［8］ Vecchia C L, Tavani A, Franceschi S, et al. Epidemiology and prevention of oral cancer［J］. Oral Oncol, 1997, 33(5): 302-312.

［9］ Galeone C, Edefonti V, Parpinel M, et al. Folate intake and the risk of oral cavity and pharyngeal cancer: a pooled analysis within the INHANCE Consortium［J］. Int J Cancer, 2015, 136(4): 904-914.

［10］ 刘本艳, 刘金刚. 口腔癌发病的危险因素分析［J］. 河南医学研究, 2018, 27(15): 2723-2724.

［11］ Gardner A. An investigation of 890 patients with cancer of the oral cavity: its incidence, etiology, prognosis and relationship to oral exfoliative cytology［J］. Acta

Cytol, 1965, 9: 273-281.

[12] Wynder E L, Mushinski M H, Spivak J C. Tobacco and alcohol consumption in relation to the development of multiple primary cancers[J]. Cancer, 1977, 40(4 Suppl): 1872-1878.

[13] Kang C J, Chang T C, Chen T M, et al. Surgical treatment of oral verrucous carcinoma [J]. Chang Gung Med J, 2003, 26(11): 807-812.

[14] Islam S, Muthumala M, Matsuoka H, et al. How Each Component of Betel Quid is Involved in Oral Carcinogenesis: Mutual Interactions and Synergistic Effects with Other Carcinogens-a Review Article[J]. Curr Oncol Rep, 2019, 21(6): 53-63.

[15] Kevekordes S, Spielberger J, Burghaus C M, et al. Micronucleus formation in human lymphocytes and in the metabolically competent human hepatoma cell line Hep-G2: results with 15 naturally occurring substances[J]. Anticancer Res, 2001, 21(1A): 461-469.

[16] Boyle P, Boo-Chai K. Epidemiology of mouth cancer in 1989[J]. J RSoc Med, 1990, 83(11): 724-730.

[17] Hooper G W, Biega T, Ginat D T. Betel Nuts[M]. Neuroimaging Pharmacopoeia, 2015.

[18] 邹萍, 唐瞻贵, 冯德云, 等. 人乳头状瘤病毒16/18型在口腔疣状癌中的表达及意义[C]. 第一届全国口腔颌面部肿瘤学术会议论文汇编, 2001.

[19] 邹萍, 唐瞻贵, 沈子华, 等. 人乳头状瘤病毒16/18型、p53、p16蛋白在口腔疣状癌中的表达[J]. 口腔颌面外科杂志, 2003, 13(3): 211-215.

[20] Noble-Topham S E, Fliss D M, Hartwick R, et al. Detection and typing of human papillomavirus in verrucous carcinoma of the oral cavity using the polymerase chain reaction[J]. Arch Otolaryngol Head Neck Surg, 1993, 119(12): 1299-1304.

[21] Bustos D A, Pavan J V, Carricart S E, et al. Human papillomavirus detection in oral cancer lesions in the city of Córdoba[J]. Rev Fac Cien Med Univ Nac Cordoba, 1999, 56(1): 65-71.

[22] Spíndula-Filho J V D, Cruz A D D, Oton-Leite A F, et al. Oral squamous cell carcinoma versus oral verrucous carcinoma: an approach to cellular proliferation and negative relation to human papillomavirus (HPV)[J]. Tumour Biol, 2011, 32(2): 409-416.

[23] 孙明才. 口腔不良修复体致口腔癌3例临床报道[J]. 中国医药指南, 2011, 9

(22): 329-330.

[24] 何保昌, 陈法, 刘芳萍, 等. 福建省非吸烟人群口腔癌发病影响因素病例对照研究[J]. 中国公共卫生, 2015, 31(10): 1261-1265.

[25] 张志愿, 俞光岩. 口腔颌面外科学[M]. 7版. 北京: 人民卫生出版社, 2012.

[26] Shafer W G. Verrucous carcinoma[J]. J Int Dent, 1972, 22(4): 451.

[27] 刘瑶, 张志霞, 严玉仙. 口腔癌和口咽癌的流行病学[J]. 国外医学(医学地理分册), 2010, 31(4): 266-269.

[28] Ahn J, Chen C Y, Hayes R B. Oral microbiome and oral and gastrointestinal cancer risk[J]. Cancer Causes Control, 2012, 23(3): 399-404.

[29] Verna L, Whysner J, Williams G M. N-nitrosodiethylamine mechanistic data and risk assessment: Bioactivation, DNA-adduct formation, mutagenicity, and tumor initiation [J]. Pharmacol Ther, 1996, 71(1-2): 57-81.

[30] Gupta S, Kumar K, Raviprakash SM, et al. Ackerman's tumor of the oral cavity: A study of four cases with its conglomerate appearance[J]. J Dent Specialities, 2015, 3(1): 92-95.

[31] Luo J S, Li L, Wang Y H, et al. Verrucous carcinoma associated with oral submucous fibrosis that gradually transforms to squamous cell carcinoma: a rare case report[J]. Int J Exp Pathol, 2016, 9(11): 11838-11842.

第四章

口腔疣状癌的发病机制

OVC 是一种多因素性疾病，目前关于 OVC 的致病机制仍不明确。本章仅从基因组学、表观遗传学、蛋白组学、其他分子生物学等方面对其发病机制进行阐述。

第一节

基因组学

作为一种特殊类型的 OSCC，OVC 具有自己特定的临床表现和病理特征。要进一步了解 OVC 的分子机制，需要在 OVC 和 OSCC 之间进行基因表达区分。实际上，许多基因在 OVC 和 OSCC 之间有表达差异，并且其中一些与 OVC 的进展密切相关。有研究表明 p53、c－erbB－3、Cathepsin B、Cathepsin D、Maspin、Notch、PTEN、VEGF、MDM2、E－cadherin、p16、PRb、p27、Ki67、PAI－1、miR－181b、STKl5、TGF－β1 等基因与 OVC 及 OSCC 的发生发展密切相关。

一、P53

有学者通过对 OVC 病变组织的免疫组化等检测提示，OVC 上皮细胞过度生长的部分原因可能归因于 p53 蛋白的失活。p53 基因改变是人类癌症中最常见的遗传改变之一，p53 蛋白的失活可能是由于 p53 基因突变或 p53 蛋白与其他蛋白结合引起。p53 分为野生型和突变型，两种类型的基础特性不相同。野生型 p53 蛋白具有抑癌作用，能调节细胞生长周期，使细胞停滞在 G1 期，并参与 DNA 损伤修复和诱导细胞凋亡。突变型 p53 蛋白的抑癌活性丧失，并且具有增殖、转化和致瘤潜能。当机体遭到 HPV 感染时，HPV16/18 感染人体黏膜上皮细胞后，其 DNA 整合到宿主细胞基因组中，E6 基因得以持续保存和表达。E6 蛋白结合并快速降解野生型 p53 蛋白，导致野生型 p53 蛋白对细胞周期相关因子的调节作用丧失，引起细胞周期紊乱，发生 OVC。E6 蛋白还能通过非 p53 依赖途径使细胞异常增殖，并向恶性转化。还有研究发现，OVC 患者 p53 蛋白阳性表达率为 69.2%（9/13），高分化 OSCC 组和低分化 OSCC 组阳性表达率均为 80%（8/10），而在正常口腔黏膜上皮中均为阴性表达，OVC p53 蛋白平均染色强度低于高分化 OSCC 和低分化 OSCC 组，差异有统计学意义（$P<0.05$）。研究表明：p53 这种表达变化与 OVC 和 OSCC 的不同生物学行为及临床预后密切相关。

二、C-erbB

C-erbB 为原癌基因，表达的是生长因子受体，是一组具有内在酪氨酸激酶活性的跨膜糖蛋白，与细胞生长的信号传导密切相关。C-erbB 家族由 4 个密切相关的成员组成，即 C-erbB-1、C-erbB-2、C-erbB-3、C-erbB-4。C-erbB-3 与增殖细胞核抗原（proliferative cell nuclear antigen，PCNA）同时高表达提示着肿瘤的恶变。有学者检测了 C-erbB-3 蛋白和 PCNA 活性在 OVC 发生发展过程中的作用。实验结果显示，在正常口腔黏膜中 C-erbB-3 呈弱阳性，疣状增生阳性率为 39%，OVC 为 84%，OSCC 为 100%；同时在部分癌前病损和多数肿瘤细胞中 PCNA 表达增强。

三、组织蛋白酶

组织蛋白酶（Cathepsin）是在各种动物组织的细胞内（特别是溶酶体部分）发现的一类蛋白酶，是半胱氨酸蛋白酶家族的主要成员，在生物界已发现 20 余种，人体中主要存在 11 种，它们与人类肿瘤、骨质疏松、关节炎等多种重大疾病密切相关，是近年来备受关注的一类靶标蛋白酶。其中 Cathepsin B 是溶酶体内半胱氨酸蛋白酶家族的主要成员之一，近年来发现其与肿瘤的浸润转移有关。Cathepsin B 在癌细胞转移过程中，能直接地溶解或者间接地激活细胞外基质，如胶原蛋白、层粘连蛋白、基底膜等成分的酶来促进肿瘤细胞向深部组织浸润，从而为癌细胞的移动打开通道。Cathepsin D 参与体内多种生理学活动，还与多种临床上的疾病密切或病变相关，如：阿尔茨海默病、动脉粥样硬化，以及先天性肌肉病等。Cathepsin B、Cathepsin D 在 OSCC 中高表达，相比较而言其在 OVC 中低表达。Cathepsin B 在进展期肿瘤和低分化 OSCC 中显著增高（$P < 0.05$）；而 Cathepsin D 表达增加与肿瘤转移及高恶性程度、高增殖率呈正相关（$P<0.05$）。这些结果提示着 Cathepsin B、Cathepsin D 可以作为 OVC 和 OSCC 的预后标志以及有可能成为有希望的基因治疗靶点。

四、Maspin

Maspin 基因是一种丝氨酸蛋白酶抑制剂，其位于 18q21.3，表达产物具有 375 个氨基酸。Maspin 分布在细胞外基质中，在体外 Maspin 并不改变肿瘤细胞的生长特性，但能抑制裸鼠肿瘤细胞的产生、浸润和转移。唐瞻贵等运用 RT-PCR、免疫组化对 OVC、OSCC、癌旁及正常黏膜组织进行分析。结果表明，Maspin 基因 mRNA 在正常口腔黏膜、癌旁、癌组织中表达逐渐减少，而癌和癌旁、癌旁和正常黏膜间差异无统计学意义；OVC 中 Maspin 蛋白平均染色强度低于正常口腔黏膜组。说明 Maspin 基因在 OVC 的发生发展中起一定的抑癌作用。OVC 中 Maspin 基因表达高于 OSCC，且蛋白平均染色强度高于 OSCC，更高于淋巴结转移癌，说明该基因在 OVC 的发生发展中抑癌功能虽有部分丧失，但丧失程度较 OSCC 少，这为解释临床上多数 OVC 生物学行为较好，但仍有部分 OVC 不断发展乃至侵袭、转移提供了一定的理论依据。

五、Notch 信号

Notch 信号通路在维持细胞增殖、分化和凋亡之间的平衡中起着重要作用。第一个哺乳动物 Notch 同源物被发现是人类 T 细胞白血病亚群染色体易位的伴侣。随后对小鼠和人类的研究表明，Notch 信号传导在造血的多个阶段起着至关重要的作用，并且还调节许多组织和器官中细胞的发育或稳态。因此，破坏 Notch 信号的传导将导致广泛的突变，如致癌和发育障碍。据报道，Notch 家族的成员（Notch1，Notch2，Notch3 和 Notch4 受体）可诱导多种类型的癌症，是肿瘤学中的潜在治疗靶标。研究发现，在头颈部鳞状细胞癌、乳腺恶性肿瘤、唾液腺腺样细胞癌、肝细胞癌中，Notch4 基因表达上调，促进肿瘤发生、转移，是这些肿瘤候选的组织化学标记物。Harishankar 等分别对 5 例 OVC、OSCC、正常组织样本进行免疫组化、western blotting 和 RT－PCR 检测，评估Notch4 的表达。研究结果显示，与正常组织相比，Notch4 在 OSCC 中表达上调，而在 OVC 中表达下调，提示它在 OVC 中可能是作为抑癌基因而发挥作用，可以被认为是区分 OVC 和 OSCC 的合适预后标志物，这种鉴别标志物有助于改善 OVC 患者的治疗选择。

六、染色体 10 上缺失的磷酸酶和张力蛋白同源物

染色体 10 上缺失的磷酸酶和张力蛋白同源物（phosphatase and tensin homolog deleted on chromosome ten，PTEN）是一种常见的抑癌基因，在多种肿瘤中缺失或者突变。PTEN 基因定位在人类染色体的 10q23 位点，PTEN 基因的编码蛋白脂质磷酸酶的活性对调控细胞凋亡发挥重要作用，其可使细胞周期快速阻滞在 G1 期，从而促进了细胞的凋亡。PI3K/AKT 通路、FAK/p130cas 通路、Shc/MAPK 通路以及参与调控胰岛素信号的通路都可以通过 PTEN 调控，从而诱发细胞凋亡、抑制细胞周期、抑制肿瘤细胞侵袭和转移、抑制肿瘤血管形成、维持免疫系统稳定性等发挥其抑癌作用。有研究表明，PTEN 在 OVC 中低表达，其表达程度与肿瘤恶性程度相关，而在 OVC、OSCC 中 PTEN 和 pAKT 的表达呈显著的负相关，pAKT 是 AKT 的磷酸化活化形态。AKT 通路发挥功能的核心事件是 AKT 的磷酸化激活。AKT 通路激活后可通过抑制凋亡机制、影响细胞周期及血管生成等方面影响细胞生命活动。PTEN 通过使 AKT 通路激活的关键酶去磷酸化而发挥其抑癌作用。这提示 PTEN 在 OVC 和 OSCC 中的低表达或表达缺失激活了 AKT 通路，从而促进了肿瘤的发展。

七、血管内皮生长因子

血管生成在肿瘤的发生、发展和预后中至关重要。血管生成标记物可能具有诊断和预防癌症的潜力。血管生成的标志物可用于 OVC 的预后和治疗。血管内皮生长因子（vascular endothelial growth factor, VEGF）家族被认为是最有意义的通过血液检查肿瘤的标志物。它可以促进血管内皮的生长，促进组织的增生，促进肿瘤的生长。可诱导血管腔的形成并增加血管渗透性。肿瘤患者体内存在多种血管生成刺激因子，在众多血管生成刺激因子中，VEGF 被认为是最重要的始动因子。然而有研究发现 VEGF-A 及 VEGF-C 在 OSCC 组织中的表达明显高于 OVC 组织和正常口腔黏膜组织，提示 VEGF-A 及 VEGF-C 的高表达可能是促进 OSCC 发生、发展的重要因素，可能影响其生物学行为及其转移潜能，导致 OSCC 较 OVC 更易发生局部复发及区域性淋巴结转移。

唐瞻贵应用 eDNA 芯片技术、双向凝胶电泳分离技术（2-DE）、质谱技术（MS），对 OVC、OSCC 及相应的正常口腔黏膜组织，分别进行差异基因表达谱和蛋白质组差异分析。BioStarH-40 芯片（包括 3900 条常见基因）检测结果表明，OVC 与 OSCC 间基因表达存在明显的差异，差异表达基因 593 条，其中表达增加者 283 条，表达降低者 310 条；OVC 与自身正常口腔黏膜（normal oral mucosa, NOM）间发现差异表达基因 371 条，其中表达增加 200 条，表达降低者 171 条；OSCC 与自身正常口腔黏膜（OSCCN）间发现差异表达基因 617 条，其中表达增加者 316 条，表达降低者 301 条。蛋白质组差异分析结果显示：OVC 与 OSCC、OVC 与 OVCN、OSCC 与 OSCCN 组织蛋白组间存在比较明显差异。组织图谱平均每张蛋白斑点数 OVC 为 1186 ± 74 个，OSCC 为 1076 ± 56 个，OVCN 为 1024 ± 47 个，OSCCN 为 1027 ± 49 个。蛋白质点位置重复性分析发现，在等电聚焦（IEF）方向上其平均位置偏差为（1.562 ± 0.132）mm，在垂直板 SDS-PAGE 电泳方向上的平均位置偏差为（1.275 ± 0.232）mm，这表明蛋白质点在位置上具有较好的重复性。OVC 与 OSCC、OVC 与

OVCN、OSCC 与 OSCCN 间的差异蛋白质点分别为 74、36、31 个，经肽质指纹图谱分析初步鉴定了其中的 20 个蛋白质。这些蛋白质可能潜在地参与了 OVC、OSCC 的癌变与发展。以上结果也表明，OVC 与 OSCC 间、两种癌组织与对应的正常口腔黏膜上皮间基因表达存在明显的差异。这些差异表达基因可能是 OVC 有别于 OSCC 的基因学基础。

为了鉴别调节和控制 OVC 生物学行为的关键基因，有学者在 OVC 和 OSCC 之间做了基因表达谱分析。使用 Affymetrix HG－U133 Plus 2.0 对 5 例 OVC 患者和 6 例 OSCC 患者的癌组织和匹配的正常口腔黏膜组织进行了分析。用 Ingenuity Systems IPA 软件对基因的功能和生物学途径进行了分析。发现 167 个基因在 OVC 和 OSCC 之间差异表达。其中，上调 108 个基因，下调 59 个基因。与匹配的正常黏膜组织相比，OVC 和 OSCC 之间有 39 个共同基因的差异表达（22 个上调，17 个下调）。这 39 个基因主要与以下功能有关，包括细胞运动，遗传疾病，炎症反应和免疫细胞运输等。这 39 个基因中有 8 个被认为是区分 OVC 和 OSCC 的有效生物标志物，主要是：ADAMTS12（具有血小板反应蛋白基序的整合素和金属蛋白酶），COL4A1（α1 Ⅳ 型胶原），COL4A2（α2 Ⅳ 型胶原），INHBA（抑制素，βA），MMP1（基质金属蛋白酶），SERPINE1（丝氨酸蛋白酶抑制因子肽酶抑制因子），TGFβI（转化生长因子 β 诱导蛋白）和 HLF（人乳铁蛋白）。这些基因与 OVC 的发病可能存在着密切的关系。

第二节

蛋白组学

一、膜突蛋白

膜突蛋白(Moesin)是 ERM(Ezrin/Radixin/Moesin)家族蛋白的成员之一。它是细胞膜与细胞骨架的连接蛋白,能够稳定细胞膜结构,参与调控细胞形态的改变,并且通过调节细胞信号转导参与细胞迁移、黏附和极化过程。Moesin 与肿瘤的发生、发展过程紧密相关,它通过细胞骨架和细胞信号转导,在肿瘤进程的多个环节起到至关重要的作用。Moesin 及其磷酸化形式的表达水平与肿瘤恶性程度、转移和预后密切相关。Moesin 在多种癌症中表达上调,包括乳腺癌、前列腺癌、胰腺癌、肺癌和黑色素瘤,并且其高表达与不良预后相关。Kobayashi 对正常口腔黏膜上皮、口腔癌前病变、OVC、OSCC 的 Moesin 表达进行了比较研究。结果表明,正常口腔黏膜上皮的 Moesin 表达位于基底层;癌前病变上皮除角质层细胞外主要为 Moesin 表达;在 OVC 和 OSCC 中,Moesin 在整个细胞混合表达。但与 OVC 相比,OSCC 细胞中胞浆表达增强,而膜表达降低。结果提示,在口腔黏膜病变中 Moesin 表达变化对区分上述病变有临床意义。

二、富含亮氨酸重复序列和免疫球蛋白样多肽-1

富含亮氨酸重复序列和免疫球蛋白样多肽-1(leuncine-rich repeats and immunoglobulin-like domains protein 1, LRIG1)为一种细胞表面跨膜糖蛋白，广泛存在于人体的各组织中。它在多种肿瘤细胞中异常表达，在多种因素的影响下具有抑制肿瘤发生发展的作用，甚至可能通过增强受体泛素化和加速细胞内降解负反馈调节受体酪氨酸激酶的多条信号通路，抑制抗凋亡蛋白 Bcl-2 表达，促进肿瘤细胞凋亡，从而抑制肿瘤细胞生长。有学者发现 LRIG1 在 OVC 中低表达，其表达高低与癌症恶性度密切相关，而且，LRIG1 与 Bcl-2 表达显著负相关，提示 LRIG1 可能通过降低 Bcl-2 的抗凋亡作用，促进肿瘤细胞的凋亡或抑制肿瘤细胞的增殖，发挥抑癌作用。

三、αB-crystallin

αB-crystallin 属于小热休克蛋白家族，可行使多种功能：如分子伴侣、防止蛋白质聚集，在细胞的移行过程中影响肌动蛋白的动力学系统，防止骨桥蛋白的有害效应，参与细胞周期的进展、肿瘤血管形成及抗细胞凋亡等。caspase 家族属于半胱氨酸蛋白酶类，是引起细胞凋亡的关键酶，当 caspase 被激活时，能将细胞内的蛋白质降解，使细胞死亡。近年来有研究表明，αB-crystallin 可以抑制 caspase-3 的活性及procaspase-3 的活化，从而参与保护细胞凋亡、肿瘤血管生成及肌分化等过程。全宏志等采用免疫组织化学技术检测 αB-crystallin、活化型 caspase-3 在 OVC、OSCC、正常口腔黏膜的表达，并对两者的相关性进行分析。研究结果表明，αB-crystallin 在 OVC 中呈过表达，其表达上调与肿瘤的恶性程度密切相关；αB-crystallin 表达与活化型 caspase-3 呈显著负相关，提示 αB-crystallin 可能是通过抑制 caspase-3 的自身水解来抑制细胞凋亡，从而在肿瘤的发生、发展中发挥重要作用。在OVC 的不同临床类型中，外生型疣状癌中 αB-crystallin 的表达低于恶性程度较高的囊肿型、浸润型，这进一步表明 αB-crystallin 的表达上调与肿瘤的恶性程度相关。

四、细胞外基质

疣状癌具有慢性侵袭性，肿瘤侵袭是一个复杂的动力学多步骤过程，它包括肿瘤细胞从其原发位脱离、穿过细胞外基质（extracellular matrix，ECM）和基底膜、进入淋巴、血管等过程，其中 ECM 和基底膜的降解是必需的步骤。肿瘤细胞突破 ECM 和基底膜，这是肿瘤侵袭和转移过程中的重要步骤。ECM 主要组分中胶原、层粘连蛋白和纤粘连蛋白的降解需要专一的蛋白水解酶的作用，这些蛋白水解酶主要可分为 4 类：天冬氨酸酶、半胱氨酸酶（包括组织蛋白酶）、丝氨酸酶和依赖于金属离子的酶即基质金属蛋白酶（MMP），MMP 在此过程中起重要作用，包括 MMP-1，MMP-2，MMP-7，MMP-9，MMP-10，MMP-12，MMP-13，MMP-14，MMP-19 和 MMP-26。MMPs 几乎能降解 ECM 中的各种蛋白成分，破坏肿瘤细胞侵袭的组织学屏障，在肿瘤侵袭转移中起关键性作用。根据其作用底物不同，该酶可以分为四种，分别为间质胶原酶（MMP-1）、明胶酶（MMP-2、MMP-9）、基质溶解素（MMP-3）和膜型基质酶（MT-MMP）。基底膜是保护正常细胞不被肿瘤细胞侵袭的重要屏障，基底膜主要组成成分之一是 IV 型胶原，其也是保持基底膜稳定的主要成分之一。马康黎等利用临床 OVC、OSCC 样本，应用免疫组织化学 S-P 法检测上述标本 MMP-2 的表达和分布，结果显示 OVC 和 OSCC 中 MMP-2 主要表达于癌细胞胞浆，正常口腔黏膜 MMP-2 阴性表达。OVC MMP-2 阳性表达率为 33.3%（5/15），平均染色强度低于高分化 OSCC 和低分化 OSCC 组（$p<0.05$）。OVC、口腔高分化 OSCC、口腔低分化 OSCC 中 MMP-2 表达均高于正常口腔黏膜组

($p<0.05$)。结果表明,OVC 细胞产生的 MMP-2 导致基底膜成分Ⅳ型胶原降解,破坏基底膜的完整性,这可能是 OVC 局部侵袭转移的机制之一。

五、肿瘤坏死因子 α 诱导蛋白 8

肿瘤坏死因子 α 诱导蛋白 8(tumor necrosis factor - α induced protein-8, TNFαIP8)在调控细胞凋亡、肿瘤的发生、发展及侵袭过程中发挥了重要作用。TNFαIP8mRNA 在各种恶性肿瘤细胞中均表达,其中在 K562 细胞(人慢性粒细胞白血病细胞株)、MOLT4 细胞(成人 T 淋巴细胞白血病细胞株)及 A549 细胞(人非小细胞肺癌细胞株)表达较高,在 SW480 细胞(人结肠癌细胞株)表达较低。不同类型的肿瘤细胞受到肿瘤坏死因子-α(tumor necrosis factor-α, TNF-α)刺激时均可稳定表达 TNFαIP8 mRNA,且 TNFαIP8 mRNA 在转移癌组织的表达高于原位癌组织。有研究者取 15 例正常口腔黏膜、22 例 OVC 及癌旁组织、24 例 OSCC 及癌旁组织,利用免疫组织化学方法检测上述标本中 TNFαIP6 与 TNFαIP8 的表达和分布,取 5 例 OSCC、3 例 OVC 及癌旁组织,利用 qPCR 技术、WB 技术验证其转录及蛋白表达水平。结果显示,在 OSCC 石蜡标本中,TNFαIP6 与 TNFαIP8 表达上调,与饮酒、淋巴结转移、临床分期有关;在 OVC 石蜡标本中,TNFαIP6 与 TNFαIP8 表达上调;TNFαIP6 在 OSCC 组织的转录及蛋白表达上调;TNFαIP8 在 OSCC 及 OVC 组织的转录及蛋白表达均呈上调,提示 TNFαIP6 与 TNFαIP8 可能与 OVC 等肿瘤自身免疫性疾病引起的炎症反应有一定的联系。

六、Akt/mTOR 信号通路

Akt/mTOR 信号通路可调节细胞增殖、生长、凋亡和存活等多种细胞过程。Akt/mTOR 途径在许多恶性肿瘤中被激活,包括 OSCC。Akt 的激活涉及苏氨酸 308（Thr308）以及 mTORC2 复合物在疏水基序中的丝氨酸 473（ser 473）这两个残基的磷酸化，mTOR 的激活则与 S6 磷酸化（p-RPS6）密切相关。因此 Thr308、ser 473 以及 p-RPS6 被广泛用于检测 Akt 和 mTOR 激活。有研究显示，OVC 和 OSCC 中 Thr308、Ser473 和 p-RPS6 的免疫组织化学表达谱存在差异，表明 Akt/ mTOR 通路在 OVC 中上调，提示该通路在 OVC 这种恶性肿瘤的发展和进展中起作用。

第三节

表观遗传学

方小丹等采用甲基化 DNA 免疫沉淀（Methylated DNA immunoprecipitation，MeDIP）结合 NibleGen CpG promoter 芯片技术对 5 例 OVC 组织及相应患者的正常口腔黏膜组织进行生物学分析。探讨 OVC 及其正常对照组织中基因组 DNA 甲基化情况，并采用多种生物信息学工具和软件对筛选基因进行染色体定位分析、GO（Gene Ontology）分析、Pathway 分析。结果为：肿瘤中发生超甲基化位点的有 1023 个，这些位点包含了 1248 个基因，其甲基化位点在其启动子内或者上下游发生甲基化，489 个（47.8%）甲基化位点发生在 CpG 岛上。发生去甲基化位点的有 640 个，包含了 780 个基因，474 个（74.06%）甲基化位点位于基因的启动子区域；363 个（56.71%）甲基化位点发生在 CpG 上。染色体定位分析可见在肿瘤组织中分布于 1，17 号染色体上的甲基化位点最多，Y 染色体上的甲基化位点最少；在正常组织中定位在 19 号染色体上发生的甲基化位点最多，其次为 17 号染色体；Y 染色体上发生甲基化位点最少。测序及生信数据库获取差异基因后，通过差异基因的 GO 分析，可以找到富集差异基因的 GO 分类条目，寻找不同样品的差异基因可能和哪些基因功能的改变有关。此研究的 GO 数据库分析显示：OVC 差异基因大部分在细胞核以及整合于细胞膜上。生物学过程主要为参与信号传导、DNA 依赖的转录调节、G-protein 偶联蛋白受体信号通路、氧化还原等生物过程。分子功能上大部分基因为蛋白结合分子、钙锌结合分子、肽链内切酶的活性序列特异性 DNA 断裂及蛋白质 GTP 酶激活因子等。Pathway 信号通路的分析结果显示，OVC 甲基化基因主要参与神经活性配体受体相互作用、NK 细胞介导的细胞毒性、细胞凋亡、细胞因子间相互作用、MARK 信号通路等通路。综合以上研究数据表明：OVC 与对应的正常口腔黏膜组织 DNA 甲基化位点存在差异；同时 OVC 发生甲基化和去甲基化区域大部分位于基因的启动子区并且大部分为 CpG 岛。

目前，更多的研究集中在探究 OVC 治疗的靶向因子中，这些因子多在 OVC 中具有一定的特异性，极有可能促进了 OVC 的发生与发展。然而，不论是从细胞功能、基因水平的研究，还是从蛋白水平的研究，都仅停留在单个因子，这也是 OVC 的发病机制尚不明了的原因之一，任何一个疾病的发生都不是单一因素所致，OVC 也不例外，当前需要更多的研究发掘这些因子之间的内在联系，将它们联系成一个发病机制的网络，才能更好地揭示 OVC 的发病机制。

参考文献

[1] Lin H P, Wang Y P, Chiang C P. Expression of p53, MDM2, p21, heat shock protein 70, and HPV 16/18 E6 proteins in oral verrucous carcinoma and oral verrucous hyperplasia[J]. Head Neck, 2011, 33(3): 334-340.

[2] Priya K, Shubhada K, Pomaji R G. Coexpression of p53 and Ki 67 and lack of c-erbB2 expression in oral leukoplakias in India. Braz Oral Res[J], 2012, 26(3): 228-234.

[3] Klieb H B, Raphael S J. Comparative study of the expression of p53, Ki67, E-cadherin and MMP-1 in verrucous hyperplasia and verrucous carcinoma of the oral cavity[J]. Head Neck Pathol, 2007, 1(2): 118-122.

[4] Balasundaram P, Singh M K, Dinda A K, et al. Study of β-catenin, E-cadherin and vimentin in oral squamous cell carcinoma with and without lymph node metastases. Diagn Pathol, 2014, 21(9): 145-152.

[5] Romus I, Triningsih F E, Mangunsudirdjo S, et al. Clinicopathology significance of p53 and p63 expression in Indonesian cervical squamous cell carcinomas[J]. Asian Pac J Cancer Prev, 2013, 14(12): 7737-7741.

[6] Klieb H B, Raphael S J. Comparative study of the expression of p53, Ki67, E-cadherin and MMP-1 in verrucous hyperplasia and verrucous carcinoma of the oral cavity[J]. Head Neck Pathol, 2007, 1(2): 118-122.

[7] Song S, Gulliver G A, Lambert P F. Human papillomavirus type 16 E6 and E7 oncogenes abrogate radiation-induced DNA damage responses invivo through p53-dependent and p53-independent pathways[J]. Proc Natl Acad Sci USA, 1998, 95(5): 2290-2295.

[8] 唐瞻贵, 王月红. 口腔疣状癌研究进展[J]. 中华口腔医学研究杂志(电子版), 2010, 4(5): 425-432.

[9] Roy-Burman P, Devi B G, Parker J W. Differential expression of c-erbB, c-myc

and c-myb oncogene loci in human lymphomas and leukemias[J]. Int J Cancer, 1983, 32(2): 185-191.

[10] Sakurai K, Urade M, Takahashi Y, et al. Increased expression of c-erbB-3 protein and proliferating cell nuclear antigen during development of verrucous carcinoma of the oral mucosa[J]. Cancer, 2000, 89(12): 2597-2605.

[11] Hadad E H, Ahmadzadeh A, Abooali A, et al. Prognostic role and therapeutic susceptibility of cathepsin in various types of solid tumor and leukemia: A systematic review[J]. J Cell Physiol, 2020, 235(11): 7709-7730.

[12] Akinyemi A O, Pereira G B S, Rocha F V. Role of cathepsin B in cancer progression: a potential target for coordination compounds [J]. Mini Rev Med Chem, 2021, 21(13): 1612-1624.

[13] Westley B R, May F E. Cathepsin D and breast cancer[J]. Eur J Cancer, 1996, 32(1): 15-24.

[14] Koga H, Yamada H, Nishimura Y, et al. Multiple Proteolytic Action of Rat Liver Cathepsin B: Specificities and pH-Dependences of the Endo-and Exopeptidase Activities[J]. J Biochem, 1991, 110(2): 179-188.

[15] 唐瞻贵, 张雷, 全向娟, 等. 口腔疣状癌 Maspin 基因表达研究[J]. 中华口腔医学杂志, 2005(4): 279.

[16] Harper J A, Yuan J S, Tan J B, et al. Notch signaling in development and disease [J]. Clin Genet, 2004, 64(6): 461-472.

[17] Leethanakul C, Patel V, Gillespie J, et al. Distinct pattern of expression of differentiation and growth-related genes in squamous cell carcinomas of the head and neck revealed by the use of laser capture microdissection and cDNA arrays [J]. Oncogene, 2000, 19(28): 3220-3224.

[18] Rae F K, Stephenson S A, Nicol D L, et al. Novel association of a diverse range of genes with renal cell carcinoma as identified by differential display[J]. Int J Cancer, 2000, 88(5): 726-732.

[19] Tohda S, Nara N. Expression of Notch1 and Jagged1 proteins in acute myeloid leukemia cells[J]. Leuk Lymphoma, 2001, 42(3): 467-472.

［20］Harishankar M K, Mohan A M, Krishnan A , et al. Downregulation of Notch4－a prognostic marker in distinguishing oral verrucous carcinoma from oral squamous cell carcinoma［J］. Braz J Otorhinolaryngol, 2019, 85(1)：11-16.

［21］Fruman D A, Rommel C. PI3K and cancer：lessons, challenges and opportunities ［J］. Nat Rev Drug Discov, 2014, 13(2)：140-156.

［22］Song M S, Salmena L, Pandolfi P P. The functions and regulation of the PTEN tumour suppressor［J］. Nat Rev Mol Cell Biol, 2012, 13(5)：283-296.

［23］陈银涛, 于秉治, 武迪迪. PI3K/Akt/mTOR 信号通路及临床相关肿瘤抑制剂 ［J］. 中国生物化学与分子生物学报, 2014, 30(10)：949-956.

［24］韩晟, 陈衍. TRPM7 离子通道在口腔鳞癌细胞增殖和迁移中的作用［J］. 实用口腔医学杂志, 2017, 33(4)：531-535.

［25］Hanahan D, Weinberg R A. Hallmarks of cancer：the next generation［J］. Cell, 2011, 144(5)：646-674.

［26］Deng Z Y, Wang Y H, Quan H Z, et al. Investigation of the association between miR181b, Bcl2 and LRIG1 in oral verrucous carcinoma［J］. Mol Med Rep, 2016, 14(4)：2991-2996.

［27］陈芬, 郭凌燕, 李羽, 等. VEGF-A、VEGF-C 在口腔疣状癌和口腔鳞状细胞癌中的表达［D］. 实用临床医学, 2019, 20(5)：44-47.

［28］唐瞻贵. 口腔疣状癌差异基因表达及蛋白质组差异分析的研究［D］. 长沙：中南大学, 2004.

［29］Wang Y H, Tian X, Liu O S, et al. Gene profiling analysis for patients with oral verrucous carcinoma and oral squamous cell carcinoma［J］. Int J Clin Exp Med, 2014, 7(7)：1845-1852.

［30］Fehon R G, McClatchey A I, Bretscher A. Organizing the cell cortex：the role of ERM proteins［J］. Nat Rev Mol Cell Biol, 2010, 11(4)：276-287.

［31］Lopez E W, Vue Z, Broaddus R R, et al. The ERM family member Merlin is required for endometrial gland morphogenesis［J］. Dev Biol, 2018, 442(2)：301-314.

［32］Fernando H, Martin T A, Douglas－Jones A, et al. Expression of the ERM family members (ezrin, radixin and moesin) in breast cancer［J］. Exp Ther Med, 2010,

1(1): 153-160.

[33] Chakraborty P K, Zhang Y, Coomes A S, et al. G protein-coupled receptor kinase GRK5 phosphorylates moesin and regulates metastasis in prostate cancer[J]. Cancer Res, 2014, 74(13): 3489-3500.

[34] Liang L S, Dong M L, Cong K, et al. Correlations of Moesin expression with the pathological stage, nerve infiltration, tumor location and pain severity in patients with pancreatic cancer[J]. J BUON, 2019, 24(3): 1225-1232.

[35] Kamioka H, Tomono T, Fujita A, et al. Moesin-Mediated P-Glycoprotein Activation During Snail-Induced Epithelial-Mesenchymal Transition in Lung Cancer Cells[J]. J Pharm Sci, 2020, 109(7): 2302-2308.

[36] Estecha A, Sánchez-Martín L, Puig-Kröger A, et al. Moesin orchestrates cortical polarity of melanoma tumour cells to initiate 3D invasion[J]. J Cell Sci, 2009, 122(Pt 19): 3492-3501.

[37] Chaudhary M, Gadbail A R, Vidhale G, et al. Comparison of myofibroblasts expression in oral squamous cell carcinoma, verrucous carcinoma, high risk epithelial dysplasia, low risk epithelial dysplasia and normal oral mucosa[J]. Head Neck Pathol, 2012, 6(3): 305-313.

[38] Segatto O, Anastasi S, Alemà S. Regulation of epidermal growth factor receptor signalling by inducible feedback inhibitors[J]. J Cell Sci, 2011, 124(Pt 11): 1785-1793.

[39] 邓智元, 唐瞻贵, 王月红, 等. 口腔疣状癌中 LRIG1 的表达及其抑癌作用的初步研究[J]. 实用口腔医学杂志, 2017, 33(2): 184-188.

[40] 袁迎莉, 朱国兴. αB-Crystallin 细胞凋亡调控作用的研究进展[J]. 皮肤性病诊疗学杂志, 2012, 19(4): 260-262.

[41] 全宏志, 唐瞻贵, 赵丽莉, 等. αB-crystallin 在口腔疣状癌中的表达及其抗凋亡机制的初步研究[J]. 上海口腔医学, 2012, 21(4): 432-436.

[42] 马康黎, 唐瞻贵, 刘友良, 等. 口腔疣状癌中 MMP-2 的表达及意义[J]. 临床口腔医学杂志, 2004, 20(12): 726-728.

[43] 蒋丽娜, 姚咏明. 肿瘤坏死因子 α 诱导蛋白 8 家族的研究进展[J]. 中华损伤与修

复杂志(电子版)，2011，6(2)：268-278.

[44] 陈娟，曹若妍，刘洋，等.TNFAIP6在口腔疣状癌与口腔鳞状细胞癌中的表达及其与临床病理的关系[J].上海口腔医学，2022，31(2)：167-172.

[45] Chaisuparat R，Limpiwatana S，Kongpanitkul S，et al. The Akt/mTOR pathway is activated in verrucous carcinoma of the oral cavity[J]. J Oral Pathol Med，2016，45(8)：581-585.

[46] 方小丹.口腔疣状癌基因组DNA甲基化谱研究[D].中南大学，2010.

第五章

口腔疣状癌临床表现和分型

第一节

OVC 的临床表现

口腔疣状癌(Oral verrucous carcinoma，OVC)通常表现为缓慢扩大、灰色或白色的疣状病变，多在老年男性的颊黏膜或牙龈上呈外生性过度生长，然后向不同类别发展。外表呈疣状的病变可能是疣状癌(Verrucous carcinoma，VC)、疣状增生(Verrucous hyperplasia，VH)、增殖性疣状白斑(Proliferative verrucous leukoplakia，PVL)，或者是外生型生长的鳞状细胞癌，也可能是多种疣状疾病的混合形式。

Shear 等人通过对 VH 患者长期研究后发现：VH 和 VC 代表了整个口腔黏膜的普遍的癌前改变过程，并且在临床上与白斑的临床表现显著相关。有研究表明，白斑可发展为 VH 和/或 OVC。Hansen 等人在对 PVL 研究发现：OVC 是其癌变过程的中间临床病理阶段。Batsakis 等人随后证实，PVL 是一种公认的非均匀白斑的特异性类型，具有极高的恶性转化倾向。早期研究人员认为，VC 可能演变为常规浸润性鳞状细胞癌可能是由于在 VC 的主要特征性病变中存在鳞状细胞癌的小灶。因此，VC 的手术标本应取样完全，以避免丢失部分鳞状细胞癌的隐匿病灶。

在早年的研究中 VC 被定义为一种肿瘤性病变，具有以下组织学特征：①疣状，密集角化表面；②尖锐的边缘深缘；③球状的定向性嵴，通常伴有中心变性；若由分化良好的角化鳞状上皮组成，则缺乏间变性；④"推进缘"而不是浸润型前进边缘；⑤相关的炎症浸润邻近组织。有学者对 1946 年至 1980 年在安德森肿瘤研究中心治疗的所有 OVC 患者的病历和组织病理学资料进行了回顾性分析，该研究共确定了 104 名组织学上确保诊断为 OVC 的患者，并对他们进行了至少两年的随访。这些患者的年龄从 43 岁到 86 岁不等（平均年龄为 65 岁），其中男性平均年龄 67 岁，女性平均年龄为 47 岁，且 97% 的患者是白人，病变好发于颊黏膜，其次是下颌牙槽嵴和腭部。在 12.5% 的患者中，由于患者全身多处病变，无法确定起源部位。13 例患者在初次检查时发现有可触及的颈部淋巴结，其中 3 人接受了颈部淋巴结活检或颈部清扫，术后未发现转移灶。尽管头颈部的黏膜，尤其是口腔黏膜，是 OVC 最常见的部位，但在 OVC 的发展过程中，这种肿瘤也可能在人体的其他部位上发现，包括肛肠区黏膜，外部生殖器以及四肢皮肤，也有发生于指甲的报道，发生于不同部位的 OVC 形态大致相同，表现为溃疡型或蕈伞形的肿块。

OVC 是鳞状细胞癌的一种较少见的变异类型，占比 3%～4%，一般认为 OVC 好发于中老年男性，在年轻人和儿童中非常罕见，仅约占此类病例的 4%～6%。Goethul 报告的 55 例 OVC 患者，病变位于颊黏膜及牙龈的有 40 例，占 72.7%。Shufer 报告的 41 例中颊黏膜部位有 36 例，占 95%，其它部位依次为口底、舌、硬腭。Bindakhil 曾报道过一例发生在一名 10 岁少女身上的 OVC 的罕见病例，这名 10 岁女性舌侧边缘存在无痛性白色病变，无相关病史或危险因素，切除活检表现的临床病理特征与 OVC 一致，因此，虽然儿童中 OVC 发病较少，但在鉴别诊断中应考虑存在儿童患者发病的可能性。据我国学者报道：OVC 多见于下唇、颊部和牙龈黏膜，病变表面欠光滑，呈小结节、颗粒状或菜花样损害，生长缓慢，很少发生引流区淋巴结转移和远处转移。少部分 OVC 可侵犯颌骨，常伴有白色干涩豆渣样物，易复发，预后差。

OVC 最早于 1948 年由 Ackerman 从口腔鳞癌中划分出来，而 1985 年王瑛、吴奇光、郑麟蕃等学者才逐步开展了我国对 OVC 研究。口腔颌面部恶性肿瘤以鳞癌居多，长期以来人们仅仅认为它是鳞癌的一种疣状变异型，未行深入的研究。近年来我们发现 OVC 临床表现并非和传统描述的一样，为此本课题组对其进行了较深入的研究。我们通过归纳总结，对传统 OVC 的描述提出质疑，并大胆地推测认为：大部分 OVC 都是传统所描述的外生性肿块，乳头状外观，缓慢生长，病史长，可长达数年，但是有小部分的 OVC 的临床表现以及预后与传统的 OVC

差异很大,而且具有比低分化鳞癌恶性程度更高的临床生物学特征,如多次复发并难以得到根治。为了进一步了解这一小部分特别的 OVC,本课题组对其不同的临床表现以及生物学行为进行研究,提出新的临床分型:囊肿型和浸润型,并把传统型重新定义为外生型。

毋庸置疑,OVC 三种临床分型的提出为 OVC 的研究提供了新的方向,在其研究的进程中迈出了新的一步。

第二节

OVC 的临床分型

我们根据 OVC 临床特点和生物学行为特征，将 OVC 分为外生型（图 5-1）、囊肿型（图 5-2）和浸润型（图 5-3、图 5-4）。

一、外生型

外生型 OVC 是最常见的临床类型，占 55.2%。外生型 OVC 一般发生在颊、唇及舌等口腔的浅表黏膜，临床表现为外突生长、无溃疡的白色乳头状病损，由一个宽的蒂部与口腔黏膜相连，易引起患者的注意和重视，也易于诊断。但小外生型 OVC 临床上易误诊为慢性唇炎、乳头状瘤或 VH。其生长缓慢、病史长，一般不发生颈淋巴转移。合适的外科手术切除，可获得满意的预后。多次复发可转变为浸润型 OVC 或 OSCC。

二、囊肿型

囊肿型 OVC 占 20.7%，主要发生于牙龈或颌骨牙根尖区，早期具有牙源性囊肿样临床症状和体征，但随着骨质破坏、病变形成瘘口、病理性裂隙、牙松动或牙拔除后创口不愈合，从瘘口、裂隙或不愈合的创口内可见大量的白色干涩豆渣样物排出。其病史较长，后期生长迅速，X 线影像学显示，颌骨呈中央低密度影、周边整齐的囊肿样骨质变化（完全的囊肿影像）；也可表现为囊肿影像与边缘不整齐恶性肿瘤破坏影像共存（癌变影像与囊肿影像共存）。X 线影像学表现与慢性牙周炎极为

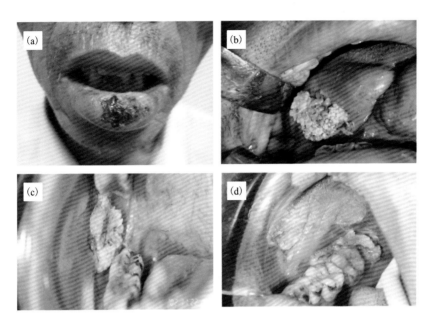

(a)唇部外生型 OVC；(b)舌部外生型 OVC；(c)颊部外生型 OVC；(d)磨牙后垫外生型 OVC。

图 5-1　外生型 OVC

相似。当病变波及下颌体及升支时，由于广泛的下颌骨破坏吸收，X 线影像学显示出"急性骨髓炎样"改变，临床上易被误诊为牙源性囊肿或牙源性囊肿伴感染。

三、浸润型

浸润型 OVC 占 24.1%，主要发生在上、下颌骨的牙龈区。表现为肿瘤向牙周浸润，引起牙周组织破坏吸收，牙松动，继续向上或向下浸润发展导致颌骨破坏、吸收，有大量的白色干涩豆渣样物从牙周裂隙或"牙周袋"或肿瘤的"瘘道"排出。X 线影像学可显示出"侵袭性牙周炎或颌骨骨髓炎"样改变。病变局限在牙槽突邻近牙根区时，牙松动的症状、体征以及 X 线表现等均与慢性牙周炎极为相似，临床上易将其误诊为慢性牙周炎。一旦拔除松动牙，其创口长期不愈合，且病变迅速波及多个

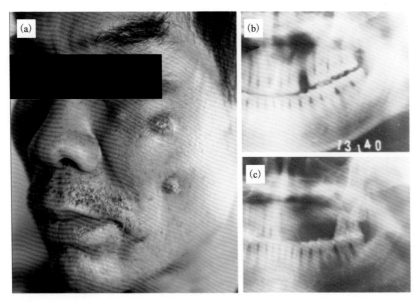

（a）囊肿型 OVC 刮治溃破后；（b）左上颌前牙根方可见一低密度透射影，边缘可见不整齐骨吸收；（c）囊肿型 OVC 刮治术后。

图 5-2　囊肿型 OVC

邻牙，导致多颗邻牙松动。随着骨质破坏、病变形成瘘口或病理性裂隙，或者牙松动牙拔出后创口不愈合，从瘘口、裂隙或不愈合的创口内有大量的白色干涩豆渣样角化物排出。当病变波及下颌体及其升支时，由于广泛的下颌骨破坏吸收，X 线影像学显示出"急性骨髓炎样"改变，即：骨破坏吸收导致的边缘不整齐或虫蚀状，从而误诊为急性颌骨骨髓炎；形成贯通后，则称为穿掘性癌（carcinoma cuniculatum）。浸润型具有侵袭性，预后差，部分病例可发生颈淋巴结转移，病史较长，后期生长迅速。

　　囊肿型和浸润型 OVC 容易发生转移，预后差，5 年生存率低。对囊肿型和浸润型 OVC 的临床诊断而言，研究和经验表明，除了其病史、影像学特征外，在病变区出现白色干涩豆渣样角化物是临床诊断 OVC 的一个最具特征性的症状与体征，结合病史和影像学信息综合分析病变的演变过程，对这两型 OVC 的诊断大有帮助。在一项对 60 例 OVC 患者的研究中，发现外生型最为常见，浅表特征为 VH，同时质地较脆，生长缓慢，而且极容易出现流血的情况；同时也存在肿物呈囊性，具有较软的质地，内有囊液的情况。影像学检查表明：具有软组织病变的患者较多，其中一些会侵犯到周围组织，也有部分患者存在不同的信号强度。对患者展开影像学检查，特征相对不明显，在 20 例行 CT 检查的 OVC 患者中，仅有 5 例显示颌骨低密度影。而王珍等人通过对 86 例 OVC 回顾性分析，发现 27 例行 CT 检查的患者中，有 9 例提示局部颌骨呈密度降低影像。由于行 CT 检查的患者占总体比例较小，因此上述研究中囊肿型及浸润型 OVC 的发病人数预计远高于出现异常影像学表现人数。

　　OVC 不具有特异性的临床表现和影像学检查，所以仅仅依靠临床表现联合影像学检查的方式诊断 OVC，检出效率较低，会增加误诊误治概率。鉴于此种情况，应该重视联合组织病理学表现的模式，落实更加全面、细致以及规范化的判断。

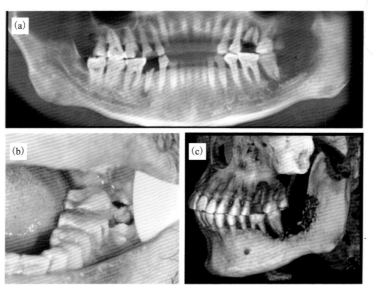

（a）发生于左下颌第三磨牙区的浸润型 OVC 全景片；（b）口内照片；（c）CT 影像。

图 5-3　浸润型 OVC

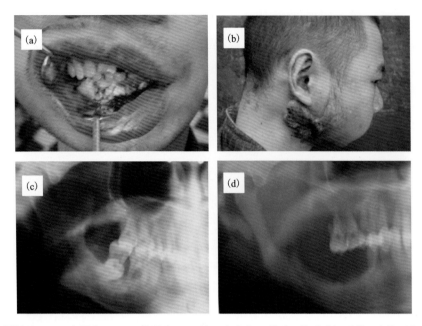

（a）浸润型 OVC 口内照片；（b）口外照片；（c）第一次术前 X 线片，骨质破坏吸收，边缘不整齐；
（d）第一次术后三个月复发。

图 5-4　浸润型 OVC

临床分型对 OVC 治疗的指导意义：

通过以上 OVC 的临床表现，我们归纳总结其临床治疗特点，将其分为三型，并建立了分型标准，最终目的是为了更好地治疗 OVC。对于 OVC 的治疗，外科手术治疗是目前最有效的、首选的治疗措施，但手术的切除范围、是否进行颈淋巴结清扫和术后放、化疗，不同学者有不同的意见。一项研究表明，38 例 OVC 患者接受单纯的手术切除，治愈率达 100%，并且该研究者主张不进行选择性颈淋巴结清除术，即使患者处于进展期。本课题组通过一系列的研究归纳总结得出，因不同类型的 OVC 有不同的生物学行为及预后，所以针对不同的类型应该制定不同的治疗方法。对于外生型 OVC 而言，因很少发生引流区淋巴结转移和远处转移，一般只需行外科手术治疗，其手术边界达到高分化鳞癌的外科边界已足够。但对于浸润型和囊肿型 OVC 而言，因其生物学行为较差，且容易发生转移、预后差，外科边界则不能倾向于保守，有时要比低分化鳞癌的外科切缘界更宽。尽管如此，囊肿型和浸润性的 OVC 的预后仍相对较差。

综上所述，OVC 三种临床分型的建立，对其治疗有着重要的指导意义，有助于临床医生减少治疗欠缺或治疗过度的情况，达到精准治疗的目的。

参考文献

［1］ Mehrotra D, Goel M, Kumar S, et al. Oral verrucous lesions: Controversies in diagnosis and management[J]. J Oral Biol Craniofac Res, 2012, 2(3): 163-169.

［2］ Hansen L S, Olson J A, Silverman S. Proliferative verrucous leukoplakia. A long-term study of thirty patients[J]. Oral Surg Oral Med Oral Pathol, 1985, 60(3): 285-298.

［3］ Shear M, Pindborg J J. Verrucous hyperplasia of the oral mucosa[J]. Cancer, 1980, 46(8): 1855-1862.

［4］ Batsakis J G, Suarez P, El-Naggar AK. Proliferative verrucous leukoplakia and its related lesions[J]. Oral Oncol, 1999, 35(4): 354-359.

［5］ Ghazali N, Bakri M M, Zain R B. Aggressive, multifocal oral verrucous leukoplakia: proliferative verrucous leukoplakia or not? ［J］. J Oral Pathol Med, 2003, 32(7): 383-392.

［6］ Koch B B, Trask D K, Hoffman H T, et al. Commission on Cancer, American College of Surgeons; American Cancer Society. National survey of head and neck verrucous carcinoma: patterns of presentation, care, and outcome[J]. Cancer, 2001, 92(1): 110-120.

［7］ Kallarakkal T G, Ramanathan A, Zain R B. Verrucous papillary lesions: dilemmas in diagnosis and terminology[J]. Int J Dent, 2013: 298249.

［8］ Medina J E, Dichtel W, Luna MA. Verrucous-squamous carcinomas of the oral cavity ［J］. A clinicopathologic study of 104 cases. Arch Otolaryngol, 1984, 110(7): 437-440.

［9］ McCoy J M, Waldron C A. Verrucous carcinoma of the oral cavity. A review of forty-nine cases[J]. Oral Surg Oral Med Oral Pathol, 1981, 52(6): 623-629.

［10］ Zavras A I, Laskaris C, Kittas C, et al. Leukoplakia and intraoral malignancies: female cases increase in Greece[J]. J Eur Acad Dermatol Venereol, 2003, 17(1): 25-27.

［11］ 侯卫锋, 李军红, 周会行. 22 例 OVC 临床病理分析[J]. 中国医药导报, 2008

（21）：177-178.

［12］Shafer W G. Verrucous carcinoma［J］. Int Dent J, 1972, 22(4)：451-459.

［13］Mason D A. Verrucous carcinoma of the mouth［J］. Br J Oral Surg, 1972, 10(1)：64-68.

［14］Bindakhil M, Aljabri M, Cohen D, et al. Oral Verrucous Carcinoma in a 10-Year Old Female：A Case Report and Review of the Literature［J］. Oral Surg Oral Med Oral Pathol Oral Radiol, 2017, 124(3)：e209.

［15］唐瞻贵, 李晋芸, 苏彤, 等. OVC 的临床研究［J］. 口腔颌面外科杂志, 2002, (1)：87-88.

［16］Ackerman L V. Verrucous carcinoma of the oral cavity［J］. Surgery, 1948, 23(4)：670-678.

［17］王瑛, 吴奇光, 郑麟蕃. 口腔粘膜 OVC 的临床病理学研究［J］. 中华口腔科杂志, 1985(2)：65-68, 125, 129.

［18］Tang Z G, Xie X L, Li J Y, et al. A clinic study on oral verrucous carcinoma phenotypes［J］. Chin J Dent Res, 2005, 8(3)：57-61.

［19］Peng Q, Wang Y H, Quan H Z, et al. Oral verrucous carcinoma：From multifactorial etiology to diverse treatment regimens (Review)［J］. Int J Oncol, 2016, 49：59-73.

［20］Fang X D, Liu O S, Tang Z G. Oral verrucous carcinoma：a retrospective clinical study of 29 Chinese patients［J］. Int J Clin Exp Med, 2017, 10：5228-5232.

［21］Luo J S, Li L, Wang Y H, et al. Verrucous carcinoma associated with oral submucous fibrosis that gradually transforms to squamous cell carcinoma：a rare case report［J］. Int J Clin Exp Pathol, 2016, 9(11)：11838-11842.

［22］唐瞻贵, 步荣发, 刘彦普, 等. OVC 临床诊治专家共识［J］. 中国口腔颌面外科杂志, 2018, 16(4)：362-370.

［23］唐瞻贵, 谢晓莉, 粟红兵, 等. 口腔粘膜疣状癌电镜观察及其与临床病理的联系［J］. 中南大学学报, 1996(3)：262-264.

［24］黄金勇. 口腔疣状癌临床及病理分析［J］. 全科口腔医学电子杂志, 2019, 6(33)：138.

［25］王珍, 李德新, 刘敏达, 等. 口腔疣状癌 86 例临床及病理分析［J］. 中国实用口腔科杂志, 2014, 7(6)：367-369.

[26] Kolokythas A, Rogers T M, Miloro M. Hybrid verrucous squamous carcinoma of the oral cavity: treatment considerations based on a critical review of the literature[J]. J Oral Maxillofac Surg, 2010, 68 (9): 2320-2324.

第六章

口腔疣状癌的病理学研究

第一节

光镜下组织病理学特征

一、肉眼观察

不同类型的口腔疣状癌(oral verrucous carcinoma，OVC)的肉眼下观察具有不同的特点，大多数质地较硬，颜色呈白色或棕褐色。

(一)外生型(Exogenic type)

OVC 的最常见类型。病变主要发生于颊、舌及唇等口腔黏膜，肿瘤表现为外生性无溃疡的白色肿块或乳头样病损，表面欠光滑，有小结节或颗粒状，可见一个宽的蒂部与口腔黏膜相连(颊及舌部)。若发生在下唇，多见局部病灶呈刺状的小突起，通常周边存在较厚的痂皮。

(二)囊肿型(Cystoid type)

病变主要发生在上、下颌骨，也可见于牙槽突。其早期临床表现多为牙源性囊肿样临床症状和体征，但随着骨质破坏、病变形成瘘管或窦道，或者松动牙拔出后创口不愈合，从瘘口、窦道或不愈合的创口内有大量的白色干涩豆渣样癌性角化物排出。易被误诊为牙源性囊肿或牙源性囊肿伴感染的外生性疣状肿块。

(三)浸润型(Infiltrative type)

具有侵袭性，预后较差。部分病例可发生颈淋巴结转移。病变多见于上颌骨或下颌骨，临床多见下颌骨出现严重破坏、牙槽骨明显吸收、牙松动，拔牙后创口不愈合，大量的干涩白色豆渣样癌性角化物从牙周间隙或肿瘤的"瘘管"排出。当病变进一步发展波及到下颌体及升支时，下颌骨可出现广泛破坏吸收。

二、光镜观察

光镜下OVC具有独特的结构表现，主要表现为鳞状上皮高度增生，由分化良好的伴有明显角化的鳞状上皮和纤细的血管轴心构成，上皮呈乳头状或疣状突起，表面不全角化，有时可见大量不全角化物充填于乳头状突起围成的囊状裂隙中；高度增生的OVC上皮钉突可见末端膨大、圆钝，部分可见呈滴状；全部上皮钉突几乎以同样深度向结缔组织区浸润，出现具有特征性的"推进缘（pushing border）"结构（图6-1）。上皮细胞多分化良好，细胞异型性不明显；鳞状上皮缺乏恶性的细胞学特征，核分裂象少见且位于基底层，有时可见上皮内微小脓肿；大多基底膜完整，结缔组织内常有大量淋巴细胞、浆细胞浸润，部分病例可见炎细胞进入肿瘤组织或包绕肿瘤组织，癌细胞可见变性、坏死及溶癌现象。癌旁上皮与癌组织界限明显，可为增生、萎缩或无明显变化，周围的黏膜可表现为从增生到癌的渐进性过渡。癌周上皮下陷呈杯状包围在癌的周边，这是进行深部活检的理想部位。

三、组织病理学鉴别

在OVC的诊断过程中，临床最易误诊为疣状增生、乳头状瘤、慢性唇炎、颌骨骨髓炎、角化囊肿、口腔念珠菌病等。病理上由于OVC组织分化好，角化或不全角化，且肿瘤上皮增生明显，易误诊为良性病变鳞状细胞乳头状瘤、角化棘皮瘤、疣状白斑等。OVC约占鳞癌的9%，易被误诊，从而导致不恰当的外科治疗。因此充分认识OVC与其它相似病变的组织病理差别具有重大的意义。临床和病理学上易被误诊的常见病变如下：

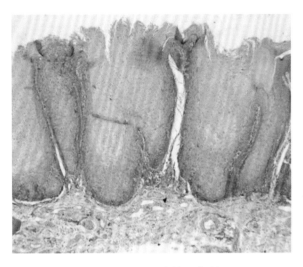

图 6-1　OVC 光镜下表现

可见典型推进缘，大部分上皮钉突以同样深度向结缔组织区浸润，形成推进缘(HE，×100)。

(一)鳞状上皮乳头状瘤

具有乳头状、疣状或菜花状等外生型生长的特征(图 6-2)，易与外生型 OVC 相混淆，可发生过度角化，并具有较厚、棒状的乳头和较宽、无蒂的基底，乳头内有丰富的结缔组织和血管轴心，固有层一般无炎症细胞浸润。区别在于 OVC 不表现向下方的基底细胞增生、推移，也缺乏累及下方固有层的膨胀性生长。

(二)角化棘皮瘤

多发生于暴露于日光的唇部皮肤，口内病变极少见。病变以含中央角质栓的杯状结构为特征，基底部可表现类似 OVC 的粗钝边缘(图 6-3)，但病变常伴有不规则舌状的假上皮瘤样增生，有些类似鳞状细胞癌。

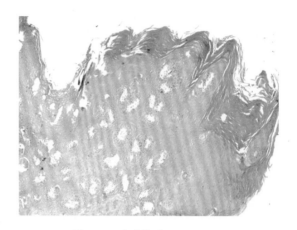

图 6-2　乳头状瘤(HE，×40)

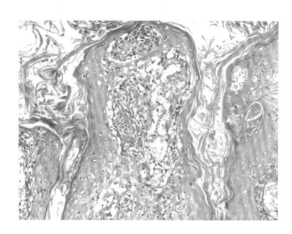

图 6-3　角化棘皮瘤(HE，×100)

(三)假上皮瘤样增生

鳞状上皮反应性过度增生，不规则延长的上皮脚深入到间质中，病变广泛甚至出现角化珠时看起来像浸润，有别于 OVC 的宽钝、推进式边缘。

(四)疣状白斑

肉眼观多表现为较厚的白色斑块或疣状外生型突起，与外生型 OVC 高度相似，难以区分。疣状白斑主要可见高分化角化上皮完全呈外生性生长，较邻近的正常上皮表浅，缺乏向下的、超出邻近鳞状上皮黏膜上皮的钉突增生，不侵袭固有层(图6-4)。可见明显的细胞学异型性。

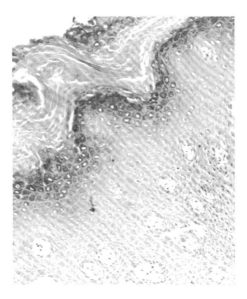

图6-4 疣状增生(HE，×100)

(五)杂交瘤 OVC

在总体 OVC 形态背景下，出现灶状分化较差的鳞状细胞癌区域。因为多达 20% 的 OVC 同时可伴有常规的鳞状细胞癌，多处取材全面观察是鉴别的关键。

(六)外生性鳞状细胞癌

由一个广基的瘤体构成，缺乏显著的分枝状的纤维血管轴心，肿瘤细胞异型性明显，可形成典型的角化珠或癌巢。

(七)乳头状细胞鳞癌

好发于喉，口内很少见。肿瘤以显著的乳头状生长为特点，乳头有纤细的纤维血管轴心，表面覆以肿瘤性的、不成熟的基底样或多形性的细胞。肿瘤细胞具有显著的细胞异型性。可有间质浸润，但较难确定。

(八) 牙源性角化囊肿

病理特征表现为不全角化的复层鳞状上皮衬里，具有潜在的侵袭性和浸润性生长的生物学行为。囊腔内常含有黄白色发亮的片状物或干酪样物质，衬里上皮为较薄的、厚度一致的复层鳞状上皮，常由5~8层细胞组成，一般无上皮钉突，棘层细胞较薄，与表面角化层的移行过渡较突然，棘细胞常出现细胞内水肿；基底细胞层界线清楚，由柱状或立方状细胞组成，细胞核着色深且远离基底膜，呈现典型的"栅栏状"排列（图6-5）。纤维性囊壁一般较薄，无明显炎症，有时可见微小子囊和（或）上皮岛，由于其生长方式特殊，术后有较高的复发倾向。

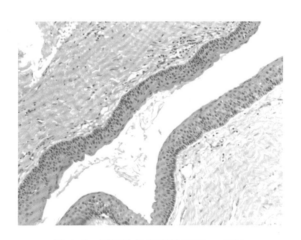

图6-5 牙源性角化囊肿(HE，×100)

(九) 成釉细胞瘤

成釉细胞瘤棘皮瘤型，因有时可见显著鳞状上皮样细胞增生，可能误诊。肉眼下肿瘤可大小不一，剖面常见囊性和实性两种成分，通常在实性肿瘤的背景下，可有多处囊性区域。囊腔内含有黄色或褐色液体，实性区域呈现白色或白灰色样改变。组织学上典型成釉细胞瘤的上皮岛或条索由两类细胞成分构成，一种为瘤巢周边的立方或柱状细胞，核呈栅栏状排列并远离基底膜，类似于成釉细胞；另一种位于瘤巢中央，排列疏松呈现多角形或星形，类似于星网状层细胞；棘皮瘤型肿瘤细胞巢周边仍可见高柱状细胞和星网状结构，有时可见角化珠。

第二节

电镜下组织病理学特征

一、电镜观察

电子显微镜具有高分辨能力，能清楚地识别肿瘤细胞内的超微结构及细胞间的关系，有利于判断肿瘤的组织类型及分化程度。通过对病理已确诊的 OVC 及鳞癌的超微结构对比研究，唐瞻贵教授团队观察到 OVC 具有 3 种类型超微结构学特征，这预示 OVC 可能存在 3 种亚型及分化潜能，且这些差异是该病临床生物学行为的组织学基础。OVC 的临床分型也预示着其可能存在不同的超微结构基础。根据其超微结构类型，分为以下 3 种(表6-1)。

表 6-1　OVC 超微结构分型

分型	类别	特征	备注
I 型	高分化型	细胞形态规则、细胞间桥粒丰富、胞浆内线粒体较少、粗面内质网丰富、癌细胞分化较好	符合大多数研究报道，具有良好生物学行为，与外生型 OVC 一致
II 型	低分化型	癌细胞胞质不规则突起形成"伪足"，张力纤维突入伪足且与桥粒相连、细胞间桥粒少，有的细胞呈游离状或仅存裸核、胞浆内丰富的桥粒、粗面内质网少、细胞分化较差	分化差，有的类似于低分化癌结构，与浸润型和囊肿型相符
III 型	萎缩型	细胞呈现梭型、核浆浓缩、细胞器少或缺失	有待进一步探讨

Ⅰ型：肿瘤上皮细胞分化较好，形态规则，细胞间隙较窄，细胞间有丰富且形态规则的桥粒，胞浆内线粒体少，但粗面内质网十分丰富，胞浆内未见桥粒，上皮间可见角化珠，癌及癌周以肥大细胞、浆细胞、淋巴细胞浸润为主。该型的超微结构显示大部分 OVC 具有较好的超微结构特点，与光镜结构呈现较好一致性。符合大多数文献描述的 OVC 具有良好的生物学行为同时 OVC 与高分化鳞癌具有某些相似的超微结构特点。这便造成了 OVC 有时难与高分化鳞癌相区别而出现误诊。

Ⅱ型：肿瘤上皮细胞分化差，明显异型性，肿瘤细胞胞质不规则外突，形成较多的丝状伪足，张力纤维沿胞膜突入丝状伪足中，与桥粒相连。胞浆空泡变性，有的细胞仅存裸核。细胞间桥粒散在且不规则排列。胞浆内可见丰富成堆的桥粒（即细胞内桥粒），粗面内质网少。Ⅱ型 OVC 超微结构显示较差的分化状态，有些癌细胞表现出低分化鳞癌癌细胞的超微结构特点。细胞松散，细胞之间桥粒减少甚至消失，桥粒在胞浆内聚集成团，胞浆突起呈树枝状。这些超微结构变化是 OVC 癌细胞易从原发部位脱离而呈现局部侵袭性生长以及癌细胞的游走造成种植转移和远处转移的形态结构基础。有相关研究表明，侵袭性肿瘤细胞之间往往缺乏连接或缺乏紧密接触，桥粒、半桥粒数量减少，缺乏间隙连接。而且有学者认为，胞浆内包裹成球状的桥粒反映了恶性肿瘤的分化程度。同时，在较高分化类的肿瘤组织中也可有分化较低的细胞，根据肿瘤异质性理论，这些分化较低的肿瘤细胞也可以导致 OVC 在临床上表现出侵袭转移的生物学行为。

Ⅲ型：肿瘤上皮细胞呈梭形，核浆浓缩，细胞间隙较高分化鳞癌宽，细胞间桥粒瘦长且丰富，癌及癌旁组织炎症细胞浸润不明显。Ⅲ型的 OVC 超微结构特点显示细胞瘦长，呈现萎缩状的形态；该特征启发我们，OVC 癌上皮的病理性萎缩可能提示肿瘤朝较好的预后发展。

唐瞻贵团队通过体视学测量了 OVC 三种类型的核浆比、细胞间桥粒、细胞内桥粒、线粒体的形态参数，并分析对比 OSCC，发现其细胞器存在变异情况，进一步从超微结构证明了 OVC 的三种临床分型以及 OVC 和 OSCC 之间的区别。从超微结构解释了不同临床分型的 OVC 生物学行为。

电镜下不同分型 OVC 的超微结构具有各自特征性的一些改变，细胞呈现多形性改变，如梭形、椭圆形、三角形等，同时也具有鳞癌超微结构的一些共同特征如：角化细胞分化较好、核仁大而明显、核浆比例失调、核周间隙欠清晰等等。

按照不同 OVC 分型的超微结构具有以下特征(图 6-6)：

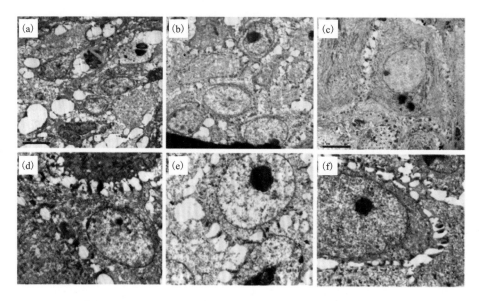

(a)外生型 OVC(×5000)；(b)囊肿型 OVC(×5000)；(c)浸润型 OVC(×5000)；

(d)外生型 OVC(×10000)；(e)囊肿型 OVC(×10000)；(f)浸润型 OVC(×10000)。

图 6-6　OVC 超微结构

外生型：肿瘤上皮细胞分化较好，形态规则，细胞间隙较正常黏膜组织略增宽，细胞边界清楚，细胞外形较规则，上皮细胞间可见角化珠；细胞核大，细胞核形状较规则，有核仁，染色质较少，细胞浆比例较小，桥粒多，胞质内桥粒几乎没有，线粒体较少。癌及癌周以浆细胞、淋巴细胞浸润为主，细胞间隙较正常黏膜组织略增宽，细胞边界清楚，细胞膜未见明显伪足，核/质比例较正常细胞大。

囊肿型：细胞呈长梭形，细胞间隙较外生型宽，细胞界限清楚，细胞间桥粒较少，细胞膜上伪足可见；细胞核大、细胞核形状不规则、有切迹，呈分叶状，核/质比例大，胞质有空泡性变，细胞质内桥粒较多，线粒体、内质网少。肿瘤上皮细胞分化差，形态不规则，其桥粒、细胞内桥粒、线粒体、内质网、胞膜上伪足、张力纤维、细胞核大小、形状、细胞浆比例与浸润型相似，但细胞核呈瘦长的梭形有切迹。

浸润型：上皮细胞分化较差，异型性明显，细胞形状不规则，桥粒较少，细胞膜上有伪足且较多，张力纤维沿胞膜突入丝状伪足中，与桥粒相连；胞核大，细胞核形状不规则、有切迹，细胞核有凹陷，呈分叶状，核仁明显，染色质丰富，近核膜处染色质多。细胞浆比例较小，胞浆有空泡变，有的细胞仅存裸核；细胞浆内桥粒丰富，线粒体、内质网少，细胞间隙增宽，界限清楚，部分细胞呈现"游离状"。

二、电镜表现与临床病理的联系

OVC 的电镜下表现如前文所描述，根据不同的分型其超微结构也有所区别，通过前期研究发现，其电镜下的不同表现与临床病理上也有着对应的关系。OVC 的临床表现形式多样，较典型的为外生型如刺状和斑块状，具有明显的局部刺激史（如吸烟）。绝大多数 OVC 生长缓慢，不发生远处转移，预后较好。浸润型 OVC 多发生在上、下颌骨区，比较隐蔽。其生物学行为具有较典型的恶性肿瘤特征，如侵袭性强，发展快，破坏牙槽骨导致牙齿松动、拔牙创口不愈合、术后创口长出数量多、难以刮尽的豆渣样肿瘤性物质，这些肿瘤性物质刮除后又很快再次充满创面，积累达一定程度后从原发灶落入口腔。

结合 OVC 的典型临床表现与特征性的镜下表现如"推进缘"的结构相对较容易对其进行诊断。由于大多数 OVC 组织分化良好，形态学上很难与一些疾病进行鉴别：如疣状增生、乳头状瘤等。特别是活检组织量少或取材自非典型区域时，常常会给病理诊断造成困难。浸润型 OVC 破坏颌骨，临床及 X 线表现难以与骨髓炎和牙源性囊肿区分，应特别引起临床医生们的重视。因此要求在诊断过程中详细地了解临床过程，特别是生物学行为的变化，对于可疑病例应进行随访和多次活检及电镜检查。

超微结构表明，分化好的外生型 OVC 具有 OSCC 的特征。如基底以上细胞具有分化好的角化细胞的特征，细胞间具有较为丰富的桥粒和间隙微绒毛。胞浆内含有大量张力细丝，但不及正常鳞状上皮丰富；胞浆内尚含大量的游离核糖体和内质网，线粒体较少。浸润型 OVC 除具有 OSCC 的一般超微结构外，尚有其特殊表现。胞质突起呈树突状，内含丰富的张力细丝。细胞间桥结构消失，甚至细胞呈"游离状"，使肿瘤细胞脱离形成种植转移和淋巴转移等。这与王福熙等提出的肿瘤细胞阿米巴样运动是恶性肿瘤细胞侵袭行为的先决条件的观点相符合。

关于 OVC 的发生目前有多种解释。近年来有学者认为 OVC 是由白斑癌变引起，人乳头瘤病毒(HPV)可能参与此发生过程[10]。Fliss 等通过聚合酶链反应(PCR)技术检测到咽部疣状癌与 HPV 有一定的关联。1980 年 Enriquez 首次报道了牙源性囊肿可恶变成为 OVC，且认为 OVC 可能是原发性牙源性囊肿的一部分。研究表明，OVC 亦具有多种表现形式。传统观念认为 OVC 恶性程度低、发展慢、很少转移。但是据研究发现有的 OVC 侵袭性强，早期引起骨质破坏，还可发生种植转移和淋巴转移。因此，口腔外科医生及病理医生应提高对于 OVC 的认识，在诊断和治疗 OVC 时要注意其生物学行为恶性的一面。

病例分析

患者男性，67 岁。左颊部肿物 5 个月，加重半个月。于 2015 年 6 月发现左颊部肿物溃疡不愈合，未治疗，肿物逐渐增大。近半月肿物明显增大，来院就诊，门诊以"左颊部肿物"收入院。

专科检查：左颊部可见外生性、疣状肿物，约 3.5 cm×2.8 cm×1.5 cm 大小，表面色红，局部破溃伴假膜覆盖，触痛明显。

手术在全身麻醉下行左颊部肿物扩大切除术，术中送冰冻快速病检，缝合伤口。

肉眼观察：送检为切除颊部病变及其他周围正常组织，病变约3.2 cm×3.0 cm×1.5 cm 大小，突出黏膜，表面为菜花状，局部区发红，似糜烂面。

光镜观察：鳞状上皮增生，表面过度角化，呈乳头状或疣状，上皮钉突延长，宽而圆钝，推进式向结缔组织生长，鳞状上皮分化良好，核分裂象少见。病变上皮周围可见密集的淋巴细胞、浆细胞浸润(图6-7)。

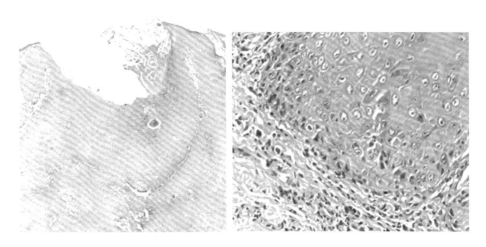

图6-7 病理诊断：(左颊部)疣状癌

参考文献

［1］ 王瑛, 吴奇光, 郑麟藩. 口腔粘膜疣状癌的临床病理学研究. 中华口腔医学杂志, 1985, 20(2): 65-68.

［2］ 李晋芸, 唐瞻贵, 徐锡萍, 等. 口腔疣状癌超微结构特征研究. 临床口腔医学杂志, 2003, 19(11): 673-675.

［3］ Liu O, Zhang H X, Tang Z G, et al. Stereology study of oral verrucous carcinoma. J BUON, 2012, 17(2): 343-349.

［4］ Shear M, Pindborg J J. Verrucous hyperplasia of the oral mucosa. Cancer, 1980, 46(8): 1855-1862.

［5］ Zhu L K, Ding Y W, Liu W, et al. A clinicopathological study on verrucous hyperplasia and verrucous carcinoma of the oral mucosa. J Oral Pathol Med, 2012, 41(2): 131-135.

［6］ Grover S, Jha M, Sharma B, et al. Verrucous Hyperplasia: Case report and differential diagnosis. Sultan Qaboos Univ Med J, 2017, 17(1): e98-102.

［7］ 唐瞻贵, 谢晓莉, 李晋芸, 等. 口腔疣状癌的误诊研究. 临床口腔医学杂志, 2003, 19(8): 474-475.

［8］ 唐瞻贵, 谢晓莉, 粟红兵, 等. 口腔粘膜疣状癌电镜观察及其与临床病理的联系. 湖南医科大学学报, 1996, 21(3): 262-264.

［9］ 王福熙, 彭隆祥, 朱小京. 人体内鼻咽癌细胞侵袭特征的电镜观察. 电子显微学报, 1992, 1: 1-4.

［10］ Betz SJ. HPV-RelatedPapillary Lesions of the Oral Mucosa: A Review. Head Neck Pathol, 2019, 13(1): 80-90.

［11］ Fliss D M, Noble-Topham S E, Mclachlin M, et al. Laryngeal verrucous carcinoma: A clinicopathologic study and detection of human papillomavirus using polymerase chain reaction. Laryngoscope, 1994, 104(2): 146-152.

［12］ Enriquez R E, Ciola B, Bahn S L, et al. Verrucous carcinoma arising in an odontogenic cyst. Oral Surg, 1980, 49: 151-156.

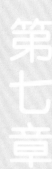

第七章

口腔疣状癌的诊断及鉴别诊断

OVC 通常表现为低度恶性，极少转移。通过前期研究我们发现浸润型 OVC 具有侵袭性，预后差，部分病例可发生颈淋巴结转移。如果诊断不明，就会造成 OVC 的误诊和误治，严重影响患者的治疗效果与生存质量。本章就 OVC 的诊断与鉴别诊断进行概述，为临床上 OVC 的诊断提供依据。

第一节

OVC 临床诊断

OVC 的诊断包括两个方面：临床诊断和病理诊断。OVC 好发于中老年男性，多见于下唇、颊部和牙龈黏膜，表面欠光滑，呈小结节、颗粒状或菜花样病损，生长缓慢，很少发生引流区淋巴结转移和远处转移。OVC 通常具有特征性外生性肿块和菜花样疣状病变，且生长缓慢。少部分 OVC 可侵犯颌骨，常伴有白色干涩豆渣样物，易复发，预后差。OVC 的最终诊断需要依靠组织病理学检查，其在镜下的典型病理学特征主要表现为：鳞状上皮发生乳头状增生，上皮钉突增生，增生组织间有大量不全角化物及大块角质栓塞；上皮钉突呈推进缘结构向结缔组织区域浸润，增生的钉突末端呈球状。这种推进缘结构是诊断 OVC 的金标准（详见第六章）。近年来也有学者采用 cDNA 芯片技术对 OVC、OSCC 及其相应的正常口腔黏膜上皮进行了差异基因表达谱研究，发现 OVC 与 OSCC 在基因表达上存在明显的差异。

临床上，外生型 OVC 在颊、唇及舌等口腔的浅表黏膜多见，外生肿块表面呈颗粒状或疣状，少见发生颈淋巴结及远处转移。囊肿型及浸润型 OVC 在牙龈或上、下颌骨多见，以瘤内出现白色干涩豆渣样物为特征，在肿瘤的生长阶段多见，且多数浸润型 OVC 侵袭性较强，相比其他类型 OVC 预后较差，部分病例可发生颈淋巴结转移。囊肿型 OVC 的 X 线影像学可显示完全的囊肿影像，或癌变影像与囊肿影像共存；浸润型 OVC 的 X 线影像学可显示为"牙周炎或颌骨骨髓炎"样改变。临床上对于临近牙龈或颌骨的外生型 OVC 需行 CT 检查，以排除囊肿型和浸润型。

第二节

OVC 病理诊断

OVC 生物学行为具有多样性，皮损组织病理检查显示肿瘤浅表部分一般与疣相似，表现为角化过度、角化不全和棘层肥厚。角质形成细胞分化良好，呈嗜酸性淡染，胞核小。肿瘤深部由分化良好的鳞状上皮呈宽索状向真皮侵入生长，前端呈球形生长形成特征性的挤压性边界。中央常有充以角蛋白的囊肿，有坏死组织形成的窦道。细胞异型性及病理性核分裂少见。有些病例，特别是最后出现相当多的细胞核异型，伴有极性消失，说明此时已经是鳞癌（详见第六章）。因此，在诊断 OVC 时，活检标本须大而深。临床上极少情况下，三种 OVC 可发生邻近淋巴结的转移，但也有些 OVC 放射治疗后可引起肿瘤进一步间变及广泛转移。

学者们通过对 p16、PRb、p53、p27、Ki67、c-erbB-3、Moesin、MDM2、E-cadherin、Maspin、VEGF 等研究初步表明，上述因子与 OVC 的发生发展密切相关。c-erbB-3 基因在疣状增生向 OVC 发生转变的过程中起重要作用；Moesin 蛋白在 OVC 的细胞胞浆中表达降低，而在胞膜表达增强。通过研究发现，OVC 中 p53 蛋白平均染色强度低于高分化鳞癌和低分化鳞癌，而 p16 蛋白表达平均染色强度高于高分化鳞癌和低分化鳞癌；OVC 中的 E-cadherin 基因蛋白阳性表达率明显高于口腔低分化鳞癌，其阴性表达率介于高分化鳞癌与低分化鳞癌之间；MDM2 蛋白在 OVC 中的强阳性率明显高于口腔鳞癌；OVC 中的 Maspin 基因 mRNA 表达高于口腔鳞癌；OVC 中的 VEGF 基因主要定位于肿瘤细胞胞浆和血管内皮细胞核和核膜上，在胞浆主要定位于粗面内质网和线粒体上；OVC 中的 VEGF 蛋白的平均染色强度明显低于高、低分化鳞癌，但其染色强度明显高于正常口腔黏膜。由此可见，多个基因与蛋白参与了 OVC 的调节与控制。因此，在临床上通过对口腔黏膜进行基因与蛋白检测，可以成为无创诊断 OVC 的方法。

第三节

OVC 与疣状增生

在 OVC 的诊断过程中，OVC 在临床和病理方面与许多疾病相似，并且不同的 OVC 病例可能显示为不同的生物学行为。临床上容易误诊为 OVH、OSCC、OSP、OKC、AGP、慢性念珠菌病、成釉细胞瘤和慢性颌骨骨髓炎。因此，OVC 如何和其他类似疾病进行鉴别诊断，这对于改善 OVC 患者的治疗和预后就显得十分重要。

外生型 OVC 与口腔疣状增生（oral verrucous hyperplasia，OVH）尽管在临床和组织病理学方面形态相似，但是临床病理学中两个独特的口腔疣状病变。从临床角度来看，它们均具有较厚、广泛的白色斑块或外生疣状外观。两种病变最常见的部位是颊黏膜、舌部和唇部。但在病理学特诊方面，OVC 具有在下部结缔组织交界处破坏性"推进缘"特征，而 OVH 并未显示出增生性上皮侵入固有层。外生型 OVC 与 OVH 表现为厚的白色斑块，或者与疣状外生性突起的临床特征相似，较难区分。但 OVH 组织病理检查可见表层上皮增生，不侵袭固有层，部分病变可伴不同程度的上皮异常增生，而 OVC 病变上皮过度增生，上皮钉突呈推进缘特征，细胞无明显异型性（图 7-1）。

同时，一些免疫组化方面的生物标记物可用来辅助鉴别，如 CD34 蛋白在 OVH 中高表达而在 OVC 中低表达；α-SMA 蛋白在 OVH 几乎不表达而在 OVC 中高表达；HuR 蛋白在 OVH 和 OVC 的上皮表达位置不同，OVH 主要集中表达在上皮的下 1/3，而 OVC 集中表达在上皮的上 2/3。综上所述，CD34，α-SMA 和 HuR 蛋白具有诊断 OVC 和 OVH 的能力。因此，临床上可根据病理学检查、免疫组织化学方法及临床特征来鉴别外生型 OVC 与 OVH。

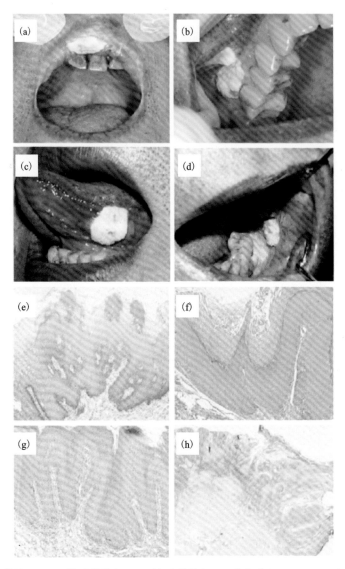

（a）唇部疣状增生；（b）牙龈疣状增生；（c）舌部疣状增生；（d）颊部外生型 OVC；（e）光镜下疣状
增生（H-E，×100）；（f）光镜下疣状增生伴轻度不典型增生（H-E，×100）；（g）光镜下疣状增生
伴重度不典型增生（H-E，×100）；（h）OVC（H-E，×200）。

图 7-1 OVC 与疣状增生

第四节

OVC 与鳞状细胞乳头状瘤

口腔鳞状细胞乳头状瘤（oral squamous papilloma，OSP）与 OVC 具有相似的形态。OSP 和 OVC 在临床上通常以外生、菜花状和乳头状形式存在。从组织病理学的角度来看，可以将 OSP 与 OVC 区别开来。对于OVC，上皮的所有网状钉突都倾向于或多或少地伸入下面的结缔组织中，形成"推进缘"。OSP 常常表现出许多细长、像手指一样的突起，延伸到黏膜上方表面。包含中央结缔组织的每个指状突起都衬有分层的鳞状上皮。OSP 的上皮细胞具有致密性和齿状核，通常被水肿或光学透明区域所包围，被称为"幼白细胞"。分化也可以通过使用某些蛋白质作为标记来实现。这些蛋白质包括细胞角蛋白（CKs）家族（例如 CK10、CK13、CK14 和CK16），其表达与两种病变的生物学行为有关。浸润型 OVC 有很强的局部浸润趋势，有淋巴结转移。

外生型 OVC 与 OSP 的乳头状、疣状或菜花状等外生性临床特征，及角化的复层鳞状上皮增生而形成外生指状突起的病理学特征较为相似，导致其易误诊为 OSP。但 OSP 表现为外生性指状突起，没有固有层的浸润，乳头中轴为纤维结缔组织，有血管长入；而 OVC 呈现典型的"推进缘"病理学特征，可予以鉴别。且有研究发现其两者免疫组化可呈现出不同的表现，如 CK10、CK13、CK14、CK16 在 OSP 和 OVC 中的表达位置不同（图 7-2），可用于辅助诊断。因此，OSP 和 OVC 可结合临床表现、病理学特征及免疫组织化学的方法来鉴别。

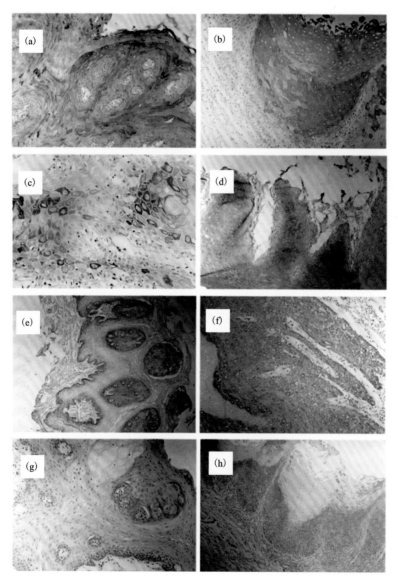

（a）CK10 表达在 OSP 棘层和表层（SABC，×100）；（b）CK10 表达在 OVC 基底上层和表层间（SABC，×100）；（c）CK13 表达在 OSP 棘层和表层（SABC，×200）；（d）CK13 表达在 OVC 基底上层和表层（SABC，×100）；（e）CK14 表达在 OSP 基底层和基底上层细胞（SABC，×40）；（f）CK14 在 OVC 上皮全层均可表达（SABC，×200）；（g）CK16 表达在 OSP 表层细胞（SABC，×200）；（h）CK16 主要表达在 OVC 基底上层和表层（SABC，×40）。

图 7-2　CK10、CK13、CK14、CK16 在 OSP 和 OVC 中的表达

第五节

OVC 与慢性白色念珠菌病

　　口腔念珠菌病按主要病变部位可分为：念珠菌口炎、念珠菌唇炎与口角炎、慢性黏膜皮肤念珠菌病。和白念珠菌感染有关的口腔疾病还有：扁平苔癣、毛舌和正中菱形舌炎。儿童和老年人易罹患，可发生于口腔黏膜任何部位。患区充血水肿明显，大量纤维蛋白原从血管内渗出，凝结成灰白色或灰黄色假膜，表面光滑致密，略高出于黏膜面。假膜易被拭去，遗留糜烂面而有渗血。区域淋巴结肿大，可伴有全身反应。涂片检查或细菌培养可确定主要的病原菌。

　　临床中口腔念珠菌病与 OVC 的表征有很多相似之处，故易混淆。但白色念珠菌病的实验室诊断方法是目前认为最可靠的确诊方法，具体方法是在玉米培养基上形成厚壁孢子，而最简单的方法是标本直接镜检，这能最直接地区分念珠菌病与 OVC。

第六节

OVC 与牙源性角化囊肿

囊肿型 OVC 的 X 线影像学可表现为完全的囊肿影像或囊肿影像与骨质吸收影像共存，临床上易被误诊为牙源性角化囊肿（Odontogenic keratocyst，OKC）或 OKC 伴感染（图 7-3）。但典型的 OKC 有其特征性的临床表现和组织学改变，OKC 多发于儿童和青壮年，严重骨破坏后可扪及乒乓球感或波动感；OKC 的 X 线表现为边缘整齐的圆形或卵圆形密度减低影像，周围有致密白色线包绕，可沿颌骨长轴发展；穿刺囊肿可见淡黄色液或呈乳酪状。而囊肿型 OVC 行刮治术后反复复发，伤口不愈且有豆渣样物从创口流出。亦有报导囊肿型 OVC 可由 OKC 恶变或与 OKC 并存，在病理学检查时若取材部位位于 OKC 区则易导致误诊，病检时应作多点取材活检。

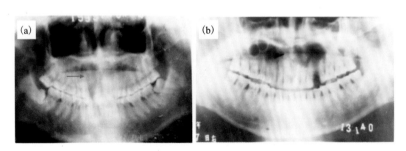

（a）上颌骨角化囊肿，右上颌前牙根方可见边缘整齐的卵圆形密度减低影像，周围有致密白色线包绕；（b）囊肿型 OVC，左上颌前牙根方可见一低密度透射影，边缘可见不整齐骨吸收。

图 7-3　OVC 与牙源性角化囊肿

第七节

OVC 与成釉细胞瘤

囊肿型 OVC 的影像学表现亦可被误诊为成釉细胞瘤（Ameloblastoma），且有报道 OVC 可伴发成釉细胞瘤，因此需要鉴别这两种疾病。囊肿型 OVC 主要发生于牙龈或根尖区，早期具有牙源性囊肿样临床症状和体征，但随着骨质破坏，病变形成瘘或病理性裂隙，导致牙松动、牙拔除后创口不愈合，从瘘口、裂隙或不愈合的创口内可见大量白色干涩豆渣样物排出，其病史较长，后期生长迅速。X 线检查显示颌骨呈中央低密度影、周边整齐的囊肿样骨质变化(完全的囊肿影像)，也可表现为囊肿影像与边缘不整齐的恶性肿瘤破坏影像共存(癌变影像与囊肿影像共存)。成釉细胞瘤主要发生在下颌磨牙区和升支部，临床表现为无痛性、渐进性颌骨膨大，多向唇颊侧发展；X 线可表现为单房或多房性投射影，边界清楚，可见硬化带；囊性囊腔内含黄色或褐色液体，实性区呈白色或灰白色。因此，囊肿型 OVC 与成釉细胞瘤的鉴别诊断应结合临床表现及影像学检查、病理学检查。

第八节

OVC 与侵袭性牙周炎

当浸润型 OVC 病变局限在牙槽突邻近牙根区时，牙松动的症状、体征、X 线表现等均与侵袭性牙周炎极为相似，临床上易将其误诊为侵袭性牙周炎。浸润型 OVC 主要发生于牙龈或上、下颌骨，表现为肿瘤向牙周浸润，引起牙周组织破坏、吸收、牙松动，继续向上或向下浸润发展，导致颌骨破坏、吸收，X 线检查显示"侵袭性牙周炎或颌骨骨髓炎"样改变。多数浸润型 OVC 具有侵袭性，预后差，部分病例可发生颈淋巴结转移。而侵袭性牙周炎主要表现为快速的牙周附着丧失和骨吸收，患者一般年龄较小，且有家族聚集性。侵袭性牙周炎的组织学变化以慢性炎症为主。牙龈结缔组织内也以浆细胞浸润为主，但其中产生 IgA 的细胞少于慢性牙周炎患者，游走到袋上皮内的中性粒细胞数目也较少。电镜下可以观察到在袋壁上皮、牙龈结缔组织甚至牙槽骨的表面可有细菌入侵，密集的白细胞浸润以及过量的细胞因子和炎症介质浸润。因此，浸润型 OVC 与侵袭性牙周炎要结合患者病史、临床特征及病理学检查作出正确诊断。

第九节

OVC 与慢性颌骨骨髓炎

当浸润型 OVC 病变波及下颌体及其升支时，X 线影像学显示类似"骨髓炎样"改变，从而容易误诊为慢性颌骨骨髓炎（图 7-4）。但慢性颌骨骨髓炎在上下颌骨均可发生，多数为化脓性炎症，可见骨膜反应，局部和全身症状明显，患部剧烈疼痛，病检可见骨髓腔化脓性渗出物和坏死物质及死骨形成。而浸润型 OVC 可从创口溢出癌性豆渣样物。因此，浸润型 OVC 与慢性颌骨骨髓炎要结合疾病病程、临床表现、影像学表现及病理学表现进行鉴别。

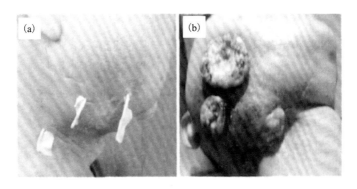

（a）第一次入院查体：右腮腺咬肌区、颌下区弥漫性肿胀，皮肤潮红，见三处破溃口，流出淡黄色黏稠分泌物，质中偏硬，界不清，压痛少许，诊断为下颌骨边缘性骨髓炎并多间隙感染；（b）第二次入院查体：右腮腺咬肌区、颌下区、颈部明显肿胀，范围加大。原三处破溃口已严重溃疡增生、外翻，呈火山状。表面易出血，呈颗粒状，部分结痂，见稠样分泌物溢出，质硬，压痛，无波动感。口内右下后牙手术区未见肿物生长，但黏膜糜烂，骨质暴露。在口外溃疡处取活检，确诊为 OVC。

图 7-4　OVC 与慢性颌骨骨髓炎

参考文献

［1］唐瞻贵, 王月红. 口腔疣状癌研究进展［J］. 中华口腔医学杂志(电子版), 2010, 4(5)：425-432.

［2］Karagozoglu K H, Buter J, Leemans C R, et al. Subset of patients with verrucous carcinoma of the oral cavity who benefit from treatment with methotrexate［J］. Brit J Oral Max Surg, 2012, 50(6)：513-518.

［3］蒋玲, 汪说之, 陈新明. 口腔粘膜疣状癌基膜的免疫组化和超微结构研究［J］. 中华口腔医学杂志, 2001, 36(4)：308-310.

［4］唐瞻贵, 谢晓莉, 粟红兵, 等. 口腔黏膜疣状癌电镜观察及其与临床病理的联系［J］. 湖南医科大学学报, 1996, 21(3)：262-264.

［5］Kobayashi H, Sagara J, Masumoto J, et al. Shifts in cellular localization of moesin in normal oral epithelium, oral epithelial dysplasia, verrucous carcinoma and oral squamous cell carcinoma［J］. J Oral Pathol Med, 2003, 32(6)：344-349.

［6］王瑛, 吴奇光, 郑麟蕃. 口腔黏膜疣状癌的临床病理学研究［J］. 中华口腔科杂志, 1985, 20：65-68.

［7］唐瞻贵, 李晋芸, 苏彤, 等. 口腔疣状癌的临床研究［J］. 口腔颌面外科杂志, 2002, 12(1)：87-88.

［8］Kolokythas A, Rogers T M, Miloro M. Hybrid verrucous squamous carcinoma of the oral cavity：treatment considerations based on a critical review of the literature［J］. J Oral Maxillofac Surg, 2010, 68(9)：2320-2324.

［9］Paral K M, Taxy J B, Lingen M W. CD34 and α smooth muscle actin distinguish verrucous hyperplasia from verrucous carcinoma［J］. Oral Surg Oral Med Oral Pathol Oral Radiol, 2014, 117(4)：477-482.

［10］Habiba U, Kitamura T, Yanagawa-Matsuda A, et al. Cytoplasmic expression of HuR may be a valuable diagnostic tool for determining the potential for malignant transformation of oral verrucous borderline lesions［J］. Oncol Rep, 2014, 31(4)：1547-1554.

［11］Oliveira M C, Silveira E J, Godoy G P, et al. Immunohistochemical evolution of intermediate filament proteins in squamous papilloma and oral verrucous carcinoma [J]. Oral Dis, 2005, 11(5): 288-292.

[12] Zargaran M, Eshghyar N, Vaziri PB, et al. Immunohistochemical evaluation of type IV collagen and laminin－332 γ2 chain expression in well－differentiated oral squamous cell carcinoma and oral verrucous carcinoma: a new recommended cut－off [J]. J Oral Pathol Med, 2011, 40(2): 167-173.

[13] Gokavarapu S, Rao S L M, Tantravahi U S, et al. Oral hybrid verrucous carcinoma: A clinical study[J]. Indian J Surg Oncol, 2014, 5(4): 257-262.

[14] Gokavarapu S, Chandrasekhara Rao L M, Patnaik S C, et al. Reliability of Incision Biopsy for Diagnosis of Oral Verrucous Carcinoma: A Multivariate Clinicopathological Study[J]. J Maxillofac Oral Surg, 2015, 14(3): 599-604.

[15] 唐瞻贵, 谢晓莉, 李晋芸, 等. 口腔疣状癌的误诊研究[J]. 临床口腔医学杂志, 2003, 19(8): 474-475.

[16] Dalirsani Z, Falaki F, Mohtasham N, et al. Oral verrucous carcinoma and ameloblastoma: a rare coincidence[J]. Iranian J Otorhinolaryngol, 2015, 27(79): 159-163.

[17] 曹采芳. 临床牙周病学[M]. 北京: 北京大学医学出版社, 2006.

[18] 唐瞻贵, 谢晓莉, 粟红兵, 等. 口腔粘膜疣状癌电镜观察及其与临床病理的联系. 湖南医科大学学报, 1996(3): 262-264.

第八章

口腔疣状癌的
治疗、随访及预防

第一节

OVC 的治疗原则

OVC 的基本治疗原则与 OSCC 一致，但由于 OVC 具有独特的组织学改变和生物学行为，其治疗方案也具有特殊性。OVC 被首次报道以来，其治疗方案一直存在争议，目前主要的治疗手段包括手术、化疗、放疗、冷冻治疗、刮治术以及联合性放化疗等。OVC 患者以手术治疗为主，但当病变范围广泛时，手术常导致患者术后颌面部外形的不美观及功能的障碍，包括疲劳、语言障碍、吞咽困难、头晕、听力丧失和鼻窦损伤等。化疗和放疗作为手术治疗的辅助手段，在增强治疗效果、控制癌变发展以及提高生存率方面发挥了重要作用，但伴随出现的机体不良反应和间变性转化，使得这些治疗方式的有效性受到质疑。针对这些问题，一些新兴的治疗手段如光动力疗法和激光疗法在 OVC 治疗中得到应用。表 8-1 通过对文献的总结，对 OVC 的不同治疗方案的具体治疗方式以及治疗疗效进行了汇总。

表 8-1 OVC 的治疗方案（文献回顾）

方案	患者数量（性别）	时间/年龄（岁）	具体治疗方式及补充信息	结果：RR（复发率）；DFS（无病生存率）；OSR（总生存率）
手术	101（男 79，女 22）	1990—2000/53.9（平均数）	进行手术的患者无头颈部手术史	RR 68%（第一次手术）；浅表肿瘤治愈率：66.7%；DFS：77.6%（5 年）
手术	38（男 36，女 2）	1996—2002/51（中位数）	诊断分期及术前评估	RR：0；OSR：94.7%（3 年）
手术	40（男 38，女 2）	1991—2002/53.8（平均数）	/	控制率：94.9%（第一次手术）；OSR：89.9%（5 年）
手术	86（男 52，女 34）	1990—2012/64.1（平均数）	在肿瘤边缘外 1.0~1.5 cm 范围作扩大切除	RR 3.5%（第一次手术），0%（第二次手术）（5 年）
手术/手术+放疗/放疗	2350（男 1410，女 940）	1985—1996/69（中位数）	早期手术（85.8%）；晚期手术（56.9%）；手术+放疗（16.3%）；放疗：12.5%	SR：3.7%（5 年）；局限性口腔肿瘤 SR：手术 85.7%；手术+放疗 68.4%（5 年）
放疗	53（男 29，女 24）	1985—1987/<35（1.9%）；36~59（47.2%）；>60（50.9%）	使用外粒子束放射或同质植入法放射或两者的结合	RR：30.2%；DFS：66%；OSR：86%（5 年）；在复发病例中无同变性转化
放疗	107（男 75，女 32）	1977—1987/50~59（37.3%）；60~69（27.1%）	不同阶段的肿瘤使用不同剂量、份数、时间和设备进行放疗	SR：100%（分期 I），68%（分期 II），35%（分期 III），26%（分期 IV）（5 年）；RR：48.6%

续表8-1

方案	患者数量（性别）	时间/年龄（岁）	具体治疗方式及补充信息	结果：RR（复发率）；DFS（无病生存率）；OSR（总生存率）
高剂量近距离放射治疗（HDR）	1/男	/85	每周3次进行12份剂量为48Gy的放疗	5个月后肿瘤消失，不伴淋巴结肿大
化疗（甲氨蝶呤）	12（男3，女9）	1972－2010/79（中位数）	不同阶段的肿瘤通过不同途径给予不同剂量的注射（动脉注射、肌内注射及静脉注射）	7位患者反应良好；4位患者部分缓解；1位患者无反应（无反应的患者在1到2个周期的化疗后需进一步治疗）
化疗（卡培他滨）	2/男	1990/71；2002/75	一天2次为一个周期，即用药2周，停药1周，剂量为1000 mg	两位患者在3周内几乎痊愈，部分缓解，持续时间：第一位患者1年，第二位患者6个月
动脉注射化疗（甲氨蝶呤）	15/男	/55	0.5 mg/天，平均用药7.5天，随后25 mg/周，用药10周	在2.5个月后肿瘤明显消退并最终完全消退，RR：0(43个月)
动脉注射化疗（甲氨蝶呤）	1/男	/68	25 mg/天，连续11天，期间给予叶酸肌注（6 mg/6 h）	1.5个月后肿瘤消失，5年后赘疣复发，给予外科鼻唇瓣修复
放疗	5（男2，女3）	/74(中位数)	放疗（56 Gy）+化疗（长春新碱2 mg（第1天）；甲氨蝶呤50 mg（第2天）；博来霉素15 mg（第2、3天），每2～3周重复一次）	5例患者治愈，一例死亡（平均2.92年内）

续表8-1

方案	患者数量（性别）	时间/年龄（岁）	具体治疗方式及补充信息	结果：RR（复发率）；DFS（无病生存率）；OSR（总生存率）
手术/手术+放疗	15（男5，女10）	1981-1997/76.9（平均数）	A组：手术；B组：手术+放疗	DSF：78%（A）33%（B）（5年）；DSF：52%（A）33%（B）（10年）；OVC治疗过程中偶有间变性转化
手术/手术+放疗或化疗或两者联合	12（男5，女7）	1980-2000/67.8±3.7（平均数）	A组：手术；B组：手术+放疗或化疗或两者	局部控制率：86.6%（A），82.1%（B）；SR：91.3%（A）92.3%（B）（5年）
冷冻治疗+刮削治疗	20（男12；女8）	/45~91	刮削治疗+液氮冷冻（40~50秒）+解冻（30~60秒）+重复冷冻-解冻流程3次	3~4周后肿瘤消失，病灶痊愈；RR：33.3%（23个月），复发病例采用相同技术治愈
光动力疗法	1/女	/56	使用波长为635±5 nm的发光二极管红光多次持续时间为3分钟的放射（1000秒）+20%5-氨基乙酰丙酸（1.5或2 h）	口外肿瘤在6个周期后消失；口内肿瘤在22个周期后消失；6个月内无复发
CO_2激光疗法	1/女	/76	CO_2激光治疗仪 SmartXide DEKA（Firenze-Italy）（波长：10.600 nm，功率：8 W，重复频率80 Hz，脉宽1000 msec）	2年随访中无复发及转移
CO_2激光疗法	2/女	2002/72，2003/70	聚焦激光束（波长：10.6μm，功率：6W）+离焦光束	肿瘤和病灶在11个月后消失；3年内无复发

一、手术

手术切除是 OVC 最有效和首选的治疗方法，还可获得标本进行病理学检验。对于外生型 OVC 来说，其病变范围较局限、术后预后良好、肿瘤复发率小，手术切除是第一选择。而囊肿型病变范围广泛且后期发展迅速，浸润型 OVC 侵袭性强且预后差，选择手术治疗方式的时候应分阶段切除，由于切除范围大，每次切除的边界需进行仔细评估，若切除范围保守往往会加速肿瘤的生长和恶化，导致不良的预后，而过度切除则会导致功能障碍及术后重建困难。同时，适当的将手术治疗与放化疗联合可以有效减少肿瘤的复发和不良预后的产生。表 8-1 显示了 20 世纪 80 年代中期以来文献报道的 OVC 手术治疗的具体方案及预后情况，显示了手术治疗方法的有效性。

二、放疗

放疗是一种用电子线或者放射线局部照射肿瘤，起到杀死肿瘤作用的一种方法。手术治疗的 OVC 患者一般处于肿瘤Ⅰ期或Ⅱ期，发展至Ⅲ或Ⅳ期后单纯手术治疗的效果较差，此时采用放疗或者放疗与手术相结合的方式治疗效果更好。研究结果表明，首次疗程接受放射治疗的 OVC 患者与接受手术治疗的 OVC 患者相比，5 年生存率无显著差异。但放疗也具有如下局限性：第一，放疗耐受性的存在，初期的报道显示了疣状癌患者在放疗过程中口腔及喉部出现了一定的放疗耐受性；第二，肿瘤复发率高，放疗后由于多发性病灶的出现导致局部复发率高达 57%；第三，放疗导致间变性转化，有超过 10% 的 OVC 病例发生了间变性转化，但放疗在间变性转化中的作用机制仍需进一步验证。表 8-1 展示了部分 OVC 病例放射治疗后取得了满意的效果。

三、化疗

化疗是指用化疗药物通过血液循环到达全身杀死或者抑制肿瘤细胞，可以缩小肿瘤体积，治疗远处转移灶，改善总体治愈率。OVC 对于化疗属于中低度敏感，效果不是很令人满意，但对于侵袭性较强的病例，手术和放疗效果不佳时，化疗是主要的替代治疗方案，主要作为辅助疗法用于手术或者放疗前后，可以显著改善患者的生活质量。常用的化疗药物包括顺氯氨铂、卡铂、卡培他滨、多西他赛、紫杉醇、甲氨蝶呤等。给药方式以动脉灌注为主，其特点是给药方便、药物活性好、毒性较小。化疗药物可以引起耐受患者体内快速、显著的临床持续反应，此外，通过化疗使肿瘤区域持续受到药物的作用会引起肿瘤体积的迅速缩小，并在短时间内达到缓解的效果。

四、放化疗联合疗法

当放疗与化疗联合使用时，在治疗 OVC 方面具有协同作用。Strojan 等人报道了同步强化化疗有助于降低放疗剂量，有利于最大限度减少治疗引起的毒副作用。但单纯使用放化疗联合疗法的治疗效果尚不十分理想。Yoshimura 等人比较了 15 例 OVC 患者的不同治疗方法，结果表明，单纯手术和手术联合放疗、化疗的无病生存率优于放疗、化疗或其联合治疗。放化疗联合疗法的治疗效果虽不如手术治疗，但是当患者不适合手术或拒绝手术时，是最佳的辅助治疗方法。其除了利用化疗药物本身的抗癌潜力外，还利用了化疗药物的肿瘤放射增敏特性，强化了放疗的效果。

五、冷冻治疗联合刮削术

冷冻治疗是治疗多种口腔疾病的有效方法，这些疾病包括口腔白斑（OL）、口腔疣状增生（OVH）、口腔疣状癌（OVC）和口腔鳞状细胞癌

（OSCC）。其治疗原理主要在于通过破坏肿瘤细胞的细胞膜、蛋白质、酶和血管系统来破坏肿瘤组织，导致肿瘤细胞膨胀破裂。冷冻疗法可以减少出血、疼痛、疤痕增生以及继发感染。然而冷冻疗法不涉及组织切除，很难判断组织坏死的最终体积及范围大小，因此为了使病变清除得更彻底，冷冻疗法和刮削术的联合应用显得十分重要，刮削术通过与切面平行方向切除病变的疣状增生部分，使得黏膜下层的肿瘤细胞在冷冻疗法中得到更直接的暴露，可以提高治疗的成功率；该方法的另一个优点是能够获得组织学标本进行病理学诊断。冷冻疗法联合刮削术易于操作，复发率很低，术后护理简单，不需要复杂的设备，具有令人满意的疗效。

六、光动力疗法

光动力疗法（photodynamictherapy，PDT）也称为光化疗（photochemotherapy，PCT）或光疗法，在20世纪80年代中期作为一种微创、无毒的治疗技术首次被引入口腔癌的治疗。近年来在治疗OL、OVH、OVC、OSCC，以及细菌和真菌感染等方面显示出巨大的潜力。一般来说，PDT通过三种机制介导肿瘤破坏：第一，自由基和单线态氧直接杀伤肿瘤细胞；第二，PDT会破坏肿瘤相关的血管系统，导致血栓形成，进而导致肿瘤坏死；第三，PDT破坏的肿瘤组织释放肿瘤特异性抗原，激活针对残留肿瘤细胞的免疫反应。由于PDT具有操作简单，疗效高，疤痕形成较少或不形成疤痕，患者依从性高，侵袭性低，副作用小的优点，在OVC的治疗中发挥了重要作用。

七、激光疗法

自20世纪70年代早期以来，激光疗法已被引入治疗口腔病变，其中CO_2激光在治疗口腔癌前病变等方面应用广泛，在OVC的治疗中也有所应用。该治疗方法的优点是减少术中出血从而提供更好的手术视野，实现癌变组织的精确切除，愈合过程中收缩程度小，不易形成瘢痕。

第二节

不同分型 OVC 的治疗方法

在OVC治疗过程中，根据其不同临床分型，可采取不同的治疗方式。其诊疗流程如图8-1。

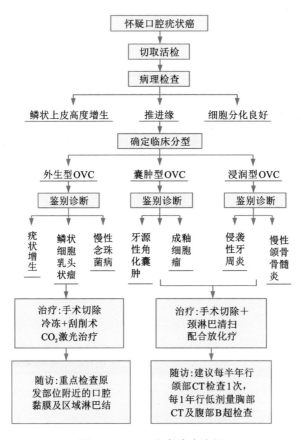

图8-1 OVC患者诊疗流程

一、外生型 OVC 的治疗

手术治疗是外生型 OVC 的首选治疗方法。对于外生型 OVC，手术切除（局部扩大切除）可有效控制肿瘤生长。因其侵袭能力及转移能力低，不需同期行颈淋巴清扫术和放、化疗，预后较好。当病变组织较小，或老年患者因全身情况不能耐受手术或拒绝手术时，可选择冷冻治疗或 CO_2 激光治疗。但由于冷冻不涉及组织的切除，很难判断肿瘤治疗的范围是否达到要求。为了彻底消除病变，通常要求联合使用冷冻治疗联合刮削术，以减小创伤，获得满意的疗效。CO_2 激光治疗可使肿瘤及病损消除，在治疗下唇外生型 OVC 时，可使下唇保持良好的外形，起到快速止血、促进愈合和抗肿瘤转移（封闭相邻的淋巴管，从而减少恶性细胞的转移）的作用，获得显著疗效。

二、囊肿型和浸润型 OVC 的治疗

囊肿型、浸润型 OVC 主要发生于上、下颌骨，手术切除范围不能保守，且多数浸润型 OVC 具有侵袭性，预后差；有的可发生颈淋巴结转移。因此，手术治疗应行原发灶扩大切除，并同时行颈淋巴清扫术。当肿瘤侵犯上、下颌骨时，需扩大行上颌骨部分或次全切除，下颌骨边缘性甚至节段性切除。术后根据肿瘤分期联合放、化疗，可适当减少肿瘤复发和（或）转移，以提高疗效，改善预后。是否需要放疗，主要取决于原发肿瘤的分化程度、切缘是否有肿瘤残余和区域淋巴结是否转移。但放疗可能引起某些副作用及并发症，主要副作用为黏膜炎、骨髓抑制和脱发等，如行放射治疗，需请放疗科医师会诊，明确放疗指征。化疗是 OVC 的辅助治疗手段，对于病变组织不易切除干净的 OVC 患者和复发患者，可配合化学药物治疗。动脉灌注甲氨蝶呤或采用卡培他滨等抗肿瘤药物，可使肿瘤显著缩小。

在临床实践中，由于 OVC 患者存在较大的个体差异，临床医生需根据患者的具体情况及家属意见决定治疗策略。

OVC 术后随访

OVC 治疗后需进行常规随访，以了解患者生存情况及病情。复发率取决于 OVC 的分型、手术时的初始疾病阶段以及手术干预的类型。也就是说，在疾病的前中期进行根治性手术比在疾病晚期进行同样的根治性手术具有更高的治愈率。目前临床中患者的术后随访方案与鳞癌一致，大致有以下 3 种：

1.术后随访根据外科医生的判断进行，主要每隔 2~3 个月进行一次。术后随访包括口腔及颈部体格检查。一些诊断检查，如颈部超声、计算机断层扫描（CT）、磁共振成像（MRI）和 X 线计算机体层成像（PET-CT）只有在出现症状或体格检查显示可能复发和/或颈部转移的情况下才进行。

2.嘱咐患者术后前 2 年内，每 3 个月随访 1 次；第 3~5 年，每半年随访 1 次；5 年以上，每 1 年随访 1 次。检查方法为体格检查，而颈部超声、CT 和 MRI 仅在症状或体格检查显示有复发和/或颈部转移的可能性时才进行。

3.完善的术后随访：前 2 年内，每 3 个月随访 1 次；第 3~5 年，每半年随访 1 次；5 年以上，每 1 年随访 1 次。除体格检查外，术后第一年每 4~6 周进行一次颈部超声检查，术后第二年每 8 周进行一次颈部超声检查。如果发现可疑淋巴结，则在超声引导下进行细针穿刺细胞学检查。如果超声和超声引导下细针穿刺活检不能证实复发和颈部转移的症状和体征，则进行 CT 和 MRI 检查。

有学者曾对于这三类随访进行过回顾性研究，发现完善的术后随访可明显的降低发现复发和转移的时间，具有统计学差异。显示了完善系统随访的重要性，而不是根据医生的估计进行随访。随访时间从术后第一年每月一次到术后第二年每两个月一次，常规方法辅以超声、CT、细针穿刺细胞学等一些手段进行随访检查，结果会更好。传统的随访方法和影像学检查相结合的方法优于单纯的传统检查方法。

由于OVC患者存在复发和转移，因此长期、系统而完善的随访是必要的。为了解患者生存状态，随访与OSCC相似，应采用描述性与分析性流行病学的方法，对一段时期内的手术患者进行随访研究，随访时应包括局部和全身体格检查及影像学检查。从手术结束后，应至少随访至术后5年为止。总的原则为：前2年内，每3个月随访1次；第3~5年，每半年随访1次；5年以上，每1年随访1次。随访方式可嘱咐患者按期采取常规就诊或者电话联系相结合的方式，随访项目应包括：患者全身一般情况、胸片、头颈腹部B超与增强CT等，随访内容应包括患者生存状态、死亡时间、复发及发生远处转移的相关情况。应当特别注意的分析变量为：性别、年龄、口腔病变部位、组织学情况、确诊OVC所需的活检次数、TNM分类（基于美国癌症联合委员会第8版）、治疗情况和随访期间复发率等等，随后再进行描述性统计学分析。在随访过程中应当详细记录患者的预后情况，并根据具体情况建立OVC的生存预测模型。对于随访的重点应根据OVC的临床分型而有所区别：

外生型OVC：由于外生型预后相对良好，随访的重点在于检查原发部位附近的口腔黏膜及区域淋巴结是否出现异常。对于可疑组织病变，可行早期活检。

囊肿型OVC、浸润型OVC：术后5年内的定期随访是十分必要的，建议每半年行颌面部CT检查一次，术后每一年行低剂量胸部CT及腹部B超检查，必要时可行MRI检查。病情变化时随时就诊，以根据病情变化采取相应的诊疗措施。

第四节

OVC 的预防

很多时候 OVC 的防治重在治疗而疏于预防，患者错过了最佳的治疗时机而导致预后效果欠佳。倘若在 OVC 形成之前，及时阻断疾病的诱因，及早发现其前期症状或相关生物标记物并积极治疗，那么患者将会获得良好的生存率和生存质量。因此，OVC 的诊治重在于治疗前的预防。

OVC 的预防应遵循癌症的三级预防策略，一级预防为病因学预防，预防对象为健康人群，针对可能的致病因素进行控制和干预，减少人群在危险因素中的暴露。二级预防为临床前预防，预防对象为潜在的高危和易感人群，对这些患者进行重点普查和监测，贯彻三早方针，即"早发现、早诊断、早治疗"。通过及早发现和处理癌前或早期病变，提高患者的治愈率。三级预防为临床预防，也称康复预防，预防对象为就诊的癌症患者。通过医院内的治疗和随访，降低患者癌症的复发率，降低癌症和手术并发症的发生率，提高患者生存率和生活质量。

一、一级预防措施

疣状癌的一级预防主要是消除或减少致癌因素，如改善不良的生活习惯、去除局部致病因素、避免暴露于危险因素、注重饮食健康和运动、做好职业防护和促进身心健康等。目的在于使群众了解到 OVC 的相关致癌因素，提高群众的防癌知识和意识。具体的宣传措施如下：

（一）戒烟限酒、避免嚼食槟榔

吸烟和饮酒是包含 OVC 在内的口腔癌重要致病因素。烟草中已知的致癌物质有 300 余种，可破坏黏膜上皮细胞的功能，干扰 DNA 复制，引起 DNA 链断裂或突变。尤其是咀嚼烟草，烟草中浓缩的致癌化学成分局部刺激黏膜，是 OVC 的重要致病因素。过度饮酒会导致口腔黏膜上皮细胞灼伤，降低血浆中抗氧化剂的浓度，进而损伤了 DNA 的活性氧簇或自由基，并促进致癌物质的吸收。此外，吸烟和饮酒在致癌方面具有很强的协同作用，促进口腔癌症的形成，是 OVC 的重要致癌因素。社会媒体应加强戒烟限酒宣教，严禁在公众场合吸烟。社区医疗机构及广大医务工作者应普及烟酒的致癌危害，促进戒烟限酒的健康宣教。

槟榔中的主要致癌物是生物碱，包括槟榔碱、槟榔次碱、去甲槟榔碱、去甲槟榔次碱、异去甲槟榔次碱、槟榔副碱和高槟榔碱等，其中槟榔碱与 OVC 的发生关系密切，对多种细胞具有遗传毒性和致畸性，在 OVC 病变中发挥重要作用。槟榔还含有槟榔酚类致癌物质，可慢性损伤 DNA。此外，有文献报道称 OVC 的发生率与咀嚼槟榔的时间成正比，咀嚼槟榔时产生的活性氧和亚硝基（致癌物质），以及咀嚼时的机械摩擦易造成黏膜上皮细胞的损伤和病变。嚼食槟榔已成为 OVC 的主要诱因之一。医务工作者和媒体应对这种不良生活习惯引起的疾病风险进行宣传，使大众认识到其危害，推进 OVC 的预防。

（二）早期去除局部刺激因素

口腔黏膜的反复刺激和机械摩擦也是 OVC 发生的可能诱因之一。应及时处理口腔内的残根、残冠、错位牙、错位萌出的智齿以及磨平锐利的牙尖，去除不良的修复体，调整不贴合的全口或局部义齿，从而减少黏膜受到的异常刺激和损伤。改掉反复咬唇、咬颊的不良习惯。此外，还应注意口腔卫生，定期进行洁牙和口腔检查，减少口内牙石和牙周慢性炎症发生。

（三）合理的饮食

维生素缺乏与包含 OVC 在内的口腔癌的发生有关。有研究证实，大量进食果蔬可降低多种癌症的发病率。流行病调查发现多吃水果蔬菜，少吃高脂肪食品可以在一定程度上降低癌症发病风险。果蔬中含有的膳食纤维、叶酸、类黄酮、维生素 A、维生素 C、维生素 E 等抑癌物质可以抑制肺癌、胃癌、乳腺癌等多种癌症的发生。维生素 A 缺乏可引起口腔黏膜上皮角化增厚，被认为与口腔癌发生有关。此外，日常生活中还应避免进食过烫和刺激性食物，以及腌制、反复油炸、碳烤熏制、发酵食品等。

（四）避免暴露于危险因素

长期阳光暴晒、放射线辐射及核辐射也是 OVC 的致癌因素，长期户外工作者应注意佩戴防晒装备。煤矿、化工等行业工作人员应注意防护有害工业物质的接触。不健康的性生活方式造成的 HPV 感染也是 OVC 常见病因之一，应注重预防性传播疾病。此外，适当加强身体锻炼和保持乐观心态可以增强机体免疫力，预防肿瘤发生。

二、二级预防措施

疣状癌的二级预防是对高危人群进行的预防性筛检，针对有 OVC 前驱病损及小的 OVC 病变患者进行及时诊疗和随访。重点普查可能发生 OVC 病变的中老年人群，做好早发现、早诊断和早治疗。具体内容有：

（一）向群众普及 OVC 症状

口腔科工作者应在日常工作中向高危群众普及 OVC 的主要临床症状和相关知识，使其认识 OVC 前驱病损和早期临床表现，提升高危群体对 OVC 发生的警惕性。

(二)及时处理 OVC 前驱病损

OVC 的前驱病损包括口腔内各种癌前病损、癌前状态以及牙源性角化囊肿、疣状增生和乳头状瘤。癌前病损主要是白斑、红斑等,这些疾病有较大的癌变可能,部分红斑病损已是原位癌。癌前状态有口腔扁平苔藓、口腔黏膜下纤维性变等,其中糜烂型和萎缩型扁平苔藓恶变可能性较大,应予以重视。无论癌前病损还是癌前状态均应提高警惕,因为他们只是癌变的发生率和时间上有所区别。牙源性角化囊肿、疣状增生和乳头状瘤这些口腔疾病虽为良性病变,但均有恶变为 OVC 的可能,也可与 OVC 共存,应及早诊疗和处理。此外,如出现经久不愈的溃疡、黏膜异常增厚、粗糙、硬结或新生物等黏膜病变应及时就诊。

(三)针对性的开展防癌普查和易感人群监测

OVC 的发生是一个动态的、缓慢的过程,因此定期开展防癌普查是必要的。防癌普查应当在有一个或多个致癌因素暴露的人群中进行,尤其是常年吸烟饮酒的中老年人群。发现可疑患者后积极进行进一步检查,如病理(冰冻)活检。防癌普查一般 3~5 年进行一次,或者在特定的医院及科室进行专门检查或调查问卷。此外,对已诊治为 OVC 患者的直系家属也应重点监测随访。针对性的防癌普查和易感人群监测可以有效的做到早发现和早治疗,提高 OVC 治愈率。

(四)检测 OVC 的生物标志物

随着分子生物学的发展,恶性肿瘤的血液、唾液、尿液或其他体液中可发现一些特殊的化学物质,这类物质通常以抗原、激素、受体、酶、蛋白以及各种癌基因的形式出现,这种物质多由肿瘤细胞产生、分泌或释放,称为肿瘤标志物。如在包括疣状癌在内的口腔癌患者唾液中的透明质酸酶和转铁蛋白较健康人群明显增加。此外,HPV 感染也是 OVC 的常见病因之一,因此 HPV16/18 也可用于预防 OVC 的临床前检测。肿瘤标志物为患者的早期预防和诊断提供了重要的参考信息,也是未来防癌治癌的发展方向。

三、三级预防措施

单纯 OVC 预后良好，很少发生转移，但 OVC 合并鳞状细胞癌后预后极差，颈淋巴结转移率高。目前手术切除仍是 OVC 治疗最有效的方法，尤其是外生型 OVC。OVC 的三级预防主要是对患者进行治疗和处理，并进行治疗后的康复预防。通过西医和中医的多学科治疗手段，防止肿瘤复发或其他肿瘤新生，提高患者的生存率和生活质量。具体的术后预防措施有：

(一)注重患者的术后康复

OVC 患者术后需要面临生理、心理、社会等多方面问题和需求。在术后康复阶段，医务人员在注重患者身体恢复的同时也要注重人文关怀。必要时进行心理干预，避免抑郁和过度紧张情绪，提高患者战胜疾病的信心和治疗的依从性，恢复患者的身心健康。OVC 术后患者宜清淡饮食，可多进食蔬菜水果补充维生素等微量元素。必要时可行中医药调理，增强机体免疫力。此外，医务人员需使患者家属掌握科学的护理方法，督促患者术后戒烟、酒等不良习惯。按时随访，注意合理的饮食，注重身体锻炼，保持乐观心态。

(二)保持术后随访

长期随访是发现 OVC 患者复发和转移的必要措施。随访应包括局部和全身体格检查及影像学检查。随访重点应根据 OVC 的临床分型而有所区别。患者在随访期间需注意原发灶术区及颈部变化，如出现疼痛、新生肿物、神经麻木、感染、口腔黏膜感觉或颜色异常、口颌功能障碍、颈部淋巴结肿大等情况需及时就诊，采取相应的诊疗措施。

(三)OVC 预后的生物分子检测

分子生物学技术已经广泛地应用到癌症的预后评估中，对 OVC 复发和预后情况的评估有重要意义。目前研究中关于 OVC 的预后相关蛋白或基因主要有 Ki‐67、MMPs、p53、VEGF、GLUT‐1、β‐catenin、CD10、KRT13、CD34、CD68、CK20、E‐cadherin、MDM2、NQO1、Maspin、PTEN、PCNA 等。OVC 预后的相关分子标记物检测有助于了解患者预后情况、判断 OVC 的复发或转移，为临床医生提供参考。

参考文献

［1］ Peng Q, Wang Y H, Quan H Z, et al. Oral verrucous carcinoma: From multifactorial etiology to diverse treatment regimens［J］. Int J Oncol, 2016, 49(1): 59-73.

［2］ Gharat S A, Momin M, Bhavsar C. Oral Squamous Cell Carcinoma: Current Treatment Strategies and Nanotechnology-Based Approaches for Prevention and Therapy［J］. Crit Rev Ther Drug Carrier Syst, 2016, 33(4): 363-400.

［3］ Walvekar R R, Chaukar D A, Deshpande M S, et al. Verrucous carcinoma of the oral cavity: A clinical and pathological study of 101 cases［J］. Oral Oncol, 2009, 45(1): 47-51.

［4］ Pomatto E, Bocca M, Carbone V, et al. Verrucous carcinoma of the oral cavity. Personal experience with combined chemo-surgical treatment［J］. Minerva Chir, 1993, 48(5): 213-219.

［5］ Huang T T, Hsu L P, Hsu Y H, et al. Surgical Outcome in Patients with Oral Verrucous Carcinoma: Long-Term Follow-Up in an Endemic Betel Quid Chewing Area ［J］. ORL J Otorhinolaryngol Relat Spec, 2009, 71(6): 323-328.

［6］ Wang ZLD, Liu M D, Zhong M, et al. Eighty - six cases of oral verrucous carcinomaclinical and pathological analysis［J］. Chin J Pract Stomatol, 2014, 7: 367-369.

［7］ Koch B B, Trask D K, Hoffman H T, et al. National survey of head and neck verrucous carcinoma: patterns of presentation, care, and outcome［J］. Cancer, 2001, 92(1): 110-120.

［8］ Vidyasagar M S, Fernandes D J, Kasturi D P, et al. Radiotherapy and verrucous carcinoma of the oral cavity. A study of 107 cases［J］. Acta Oncol, 1992, 31(1): 43-47.

［9］ Jyothirmayi R, Sankaranarayanan R, Varghese C, et al. Radiotherapy in the treatment of verrucous carcinoma of the oral cavity［J］. Oral Oncol, 1997, 33(2): 124-128.

［10］ Van Gestel K M, Buurman D J, Pijls R, et al. Locally advanced verrucous carcinoma of the oral cavity: treatment using customized mold HDR brachytherapy instead of hemi

−maxillectomy[J]. Strahlenther Onkol, 2013, 189(10): 894−898.

[11] Karagozoglu K H, Buter J, Leemans C R, et al. Subset of patients with verrucous carcinoma of the oral cavity who benefit from treatment with methotrexate[J]. Br J Oral Maxillofac Surg, 2012, 50(6): 513−518.

[12] Salesiotis A, Soong R, Diasio R B, et al. Capecitabine induces rapid, sustained response in two patients with extensive oral verrucous carcinoma[J]. Clin Cancer Res, 2003, 9(2): 580−585.

[13] Wu C F, Chen C M, Shen Y S, et al. Effective eradication of oralverrucous carcinoma with continuous intraarterial infusion chemotherapy[J]. Head Neck, 2008, 30(5): 611−617.

[14] Sheen M C, Sheu H M, Lai F J, et al. A huge verrucous carcinoma of the lower lip treated with intra−arterial infusion of methotrexate[J]. Br J Dermatol, 2004, 151(3): 727−729.

[15] Strojan P, Soba E, Budihna M, et al. Radiochemotherapy with Vinblastine, Methotrexate, and Bleomycin in the treatment of verrucous carcinoma of the head and neck[J]. J Surg Oncol, 2005, 92(4): 278−283.

[16] Yoshimura Y, Mishima K, Obara S, et al. Treatment modalities for oral verrucous carcinomas and their outcomes: contribution of radiotherapy and chemotherapy[J]. Int J Clin Oncol, 2001, 6(4): 192−200.

[17] Ogawa A, Fukuta Y, Nakajima T, et al. Treatment results of oral verrucous carcinoma and its biological behavior[J]. Oral Oncol, 2004, 40(8): 793−797.

[18] Yeh C J. Treatment of verrucous hyperplasia and verrucous carcinoma by shave excision and simple cryosurgery[J]. Int J Oral Maxillofac Surg, 2003, 32(3): 280−283.

[19] Chen H M, Chen C T, Yang H, et al. Successful treatment of an extensive verrucous carcinoma with topical 5−aminolevulinic acid−mediated photodynamic therapy[J]. J Oral Pathol Med, 2005, 34(4): 253−256.

[20] Azevedo L H, Galletta V C, De Paula Eduardo C, et al. Treatment of oral verrucous carcinoma with carbon dioxide laser[J]. J Oral Maxillofac Surg, 2007, 65(11): 2361−2366.

[21] Sadasivan A, Thankappan K, Rajapurkar M, et al. Verrucous lesions of the oral cavity treated with surgery: Analysis of clinico−pathologic features and outcome[J]. Contemp

Clin Dent, 2012, 3(1): 60-63.

[22] Sciubba J J, Helman J I. Current management strategies for verrucous hyperkeratosis and verrucous carcinoma[J]. Oral Maxillofac Surg Clin North Am, 2013, 25(1): 77-82.

[23] Candau-Alvarez A, Dean-Ferrer A, Alamillos-Granados F J, et al. Verrucous carcinoma of the oral mucosa: an epidemiological and follow-up study of patients treated with surgery in 5 last years[J]. Med Oral Patol Oral Cir Bucal, 2014, 19(5): 506-511.

[24] Proffitt S D, Spooner T R, Kosek J C. Origin of undifferentiated neoplasm from verrucous epidermal carcinoma of oral cavity following irradiation. Cancer, 1970, 26 (2): 389-393.

[25] Ferlito A, Rinaldo A, Mannara G M. Is primary radiotherapy an appropriate option for the treatment of verrucous carcinoma of the head and neck? [J]. J Laryngol Otol, 1998, 112(2): 132-139.

[26] Tanaka J, Yoshida K, Takahashi M, et al. A case of verrucous carcinoma of the tongue, effectively treated with preoperative chemotherapy (UFT, CDDP, PEP) and irradiation[J]. Gan To Kagaku Ryoho, 1992, 19(4): 525-527.

[27] Pendleton K P, Grandis J R. Cisplatin-Based Chemotherapy Options for Recurrent and/or Metastatic Squamous Cell Cancer of the Head and Neck[J]. Clin Med Insights Ther, 2013, 2013(5).

[28] Aisner J, Sinibaldi V, Eisenberger M. Carboplatin in the treatment of squamous cell head and neck cancers[J]. Semin Oncol, 1992, 19(1 Suppl 2): 60-65.

[29] Freeman K, Connock M, Cummins E, et al. Fluorouracil plasma monitoring: systematic review and economic evaluation of the My5-FU assay for guiding dose adjustment in patients receiving fluorouracil chemotherapy by continuous infusion[J]. Health Technol Assess, 2015, 19(91): 1-321, v-vi.

[30] Rapidis A, Sarlis N, Lefebvre J L, et al. Docetaxel in the treatment of squamous cell carcinoma of the head and neck[J]. Ther Clin Risk Manag, 2008, 4(5): 865-886.

[31] Ledwitch K, Ogburn R, Cox J, et al. Taxol: efficacy against oral squamous cell carcinoma[J]. Mini Rev Med Chem, 2013, 13(4): 509-521.

[32] Chakraborty S, Geetha M, Sujith K M, et al. Palliative low dose fortnightly methotrexate in oral cancers: Experience at a rural cancer centre from India[J]. South Asian J

Cancer, 2014, 3(3): 166-170.

[33] Galmarini F C, Galmarini C M, Sarchi M I, et al. Heterogeneous distribution of tumor blood supply affects the response to chemotherapy in patients with head and neck cancer[J]. Microcirculation, 2000, 7(6 Pt 1): 405-410.

[34] Pignon J P, Bourhis J, Domenge C, et al. Chemotherapy added to locoregional treatment for head and neck squamous-cell carcinoma: three meta-analyses of updated individual data. MACH-NC Collaborative Group. Meta-Analysis of Chemotherapy on Head and Neck Cancer[J]. Lancet, 2000, 355(9208): 949-955.

[35] Kawczyk-Krupka A, Waskowska J, Raczkowska-Siostrzonek A, et al. Comparison of cryotherapy and photodynamic therapy in treatment of oral leukoplakia[J]. Photodiagnosis Photodyn Ther, 2012, 9(2): 148-155.

[36] Yu C H, Lin H P, Cheng S J, et al. Cryotherapy for oral precancers and cancers[J]. J Formos Med Assoc, 2014, 113(5): 272-277.

[37] Lin H P, Chen H M, Cheng S J, et al. Cryogun cryotherapy for oral leukoplakia[J]. Head Neck, 2012, 34(9): 1306-1311.

[38] Kennedy J C, Pottier R H, Pross D C. Photodynamic therapy withendogenous protoporphyrin IX: basic principles and present clinical experience[J]. J Photochem Photobiol B, 1990, 6(1-2): 143-148.

[39] Lin H P, Chen H M, Yu C H, et al. Topical photodynamic therapy is very effective for oral verrucous hyperplasia and oral erythroleukoplakia[J]. J Oral Pathol Med, 2010, 39(8): 624-630.

[40] Lee C N, Huang C C, Lin I C, et al. Recalcitrant lip verrucous carcinoma successfully treated with acitretin after carbon dioxide laser ablation[J]. JAAD Case Rep, 2018, 4 (6): 576-578.

[41] Galimberti D, Galimberti G, Ponton Montano A, et al. Oral verrucous carcinoma treated with carbon dioxide laser[J]. J Eur Acad Dermatol Venereol, 2010, 24(8): 976-977.

[42] Hsu C K, Lee J Y, Yu C H, et al. Lip verrucous carcinoma in a pregnant woman successfully treated with carbon dioxide laser surgery[J]. Br J Dermatol, 2007, 157 (4): 813-815.

[43] Kwon H B, Choi Y S, Lee J H, et al. Treatment of verrucous carcinoma of the lower lip

with topical imiquimod（aldara Ⓡ）and debulking therapy［J］. Ann Dermatol, 2011, 23 Suppl 1（Suppl 1）：S68-71.

［44］唐瞻贵，步荣发，刘彦普，等.口腔疣状癌临床诊治专家共识［J］.中国口腔颌面外科杂志，16（4）：362-370.

［45］Lucev A, Mate Rogić, Licul V, et al. Comparison of Three Postoperative Follow-up Methods in Patients with Oral Cancer［J］. Coll Antropol, 2012, 36（3）：761-765.

［46］张志愿，俞光岩，等.口腔颌面外科学［M］.七版.北京：人民卫生出版社，2015.

［47］李新建.癌症的预防和控制［J］.上海预防医学杂志，2003（4）：156-158.

［48］Kondaiah P, Pant I, Khan I. Molecular pathways regulated by areca nut in the etiopathogenesis of oral submucous fibrosis［J］. Periodontol 2000, 2019, 80（1）：213-224.

［49］中国癌症预防与控制规划纲要（2004-2010）［J］.中国肿瘤，2004（2）：3-6.

［50］Kwon H B, Choi Y S, Lee J H, et al. Treatment of verrucous carcinoma of the lower lip with topical imiquimod（Aldara）and debulking therapy. Ann Dermatol, 2011, 23 （1）：68-71.

［51］Sadasivan A, Thankappan K, Rajapurkar M, et al. Verrucous lesions of the oral cavity treated with surgery：Analysis of clinico-pathologic features and outcome［J］. Contemp Clin Dent, 2012, 3（1）：60-63.

［52］Cai X, Yao Z, Liu G, et al. Oral submucous fibrosis：A clinicopathological study of 674 cases in China［J］. J Oral Pathol Med, 2019, 48（4）：321-325.

［53］杜永秀，孙东业，蔺新春.咀嚼槟榔种类与口腔黏膜疾病的流行病学调查分析 ［J］.华西口腔医学杂志，2016, 34（4）：391-394.

［54］沈秋明，项永兵.膳食抗氧化物与常见恶性肿瘤的流行病学研究进展［J］.上海预防医学，2021, 33（10）：917-934.

［55］李宁，韩驰，陈君石.癌症化学预防机制的研究进展［J］.国外医学（卫生学分册），2001（6）：353-357.

［56］Wu C L, Huang C C, Wu S Y, et al. A new scoring system facilitating diagnosis of oral squamous malignancy on biopsy specimens［J］. BMC Oral Health, 2022, 22（1）：165-172.

第九章

口腔疣状癌与口腔鳞状细胞癌

第一节

OVC 与 OSCC 差异基因表达分析

与 OSCC 的对比研究表明，OVC 存在多个基因的表达差异。由此可见，OVC 是一种具有独立生物学特征、不同于 OSCC 的恶性肿瘤。为了进一步了解 OVC 的分子机制，我们需要了解 OVC 和 OSCC 基因表达的差异。

唐瞻贵等利用 cDNA 芯片技术对 4 例 OVC、OSCC 及相应患者的正常黏膜组织进行 mRNA 检测，检测表明 OVC 与 OSCC 间基因表达存在明显的差异，差异表达基因 593 个；OVC 与自身正常口腔黏膜间发现差异表达基因 371 个，OSCC 与自身正常口腔黏膜间发现差异表达基因 617 个，并得出了一些在三组共表达的基因，如 MDM4、LR8、EMP1、LLGL1、MAML1 等。而后王月红等进一步利用基因芯片进行 OVC 与 OSCC 全基因组及 miRNA 表达谱研究，发现 OVC 和 OSCC 相比，各自癌旁及正常黏膜组织均有大量的基因表达发生了变化，但 OVC 差异表达的基因数目要少于 OSCC，OVC 和 OSCC 与各自相应正常黏膜比较，共同表达改变的基因 39 个，其中表达上调 22 个，下调 17 个。39 个共表达基因中，OVC 和 OSCC 间有表达差异的基因 8 个，包括 ADAMTS-12、COL-Ⅳ、MMPs 等，进一步说明 OVC 有着类似又不同于 OSCC 的基因学基础；通过 miRNA 芯片结果发现，OVC、OSCC 与相应癌旁以及正常黏膜组织间存在一些差异表达的 miRNA，但 OVC 组间差异表达 miRNA 数目较 OSCC 组间差异 miRNA 数目少，OSCC 与 OVC 差异表达 miRNA 34 个，OVC 和 OSCC 与各自相应正常黏膜比较，共同表达改变的 miRNA 为 mir-146。

研究表明，多种肿瘤相关基因共同参与了 OVC 与 OSCC 的发生发展过程，例如 p16、PRb、p53、p27、Ki67、c-erbB-3、Moesin、MDM2、E-cadherin、VGEF、HSP70、Maspin、PAI-1、miR-181b、STK15、TGFBI 等。其中，MDM2 蛋白的过表达和 HSP 70 蛋白的中等表达参与了 OVC 与 OSCC 的发生发展。癌基因 C-erbB-3 在疣状增生向 OVC 发生发展过程中起重要作用。与 OSCC 相比，OVC 中 Moesin 胞浆的表达减少，而在胞膜中表达增加。Maspin 基因在 OSCC 中表达低于 OVC，且蛋白平均染色强度也低于 OVC。STK15miRNA 在 OVC 中的表达显著低于 OSCC。

目前，关于 OVC 细胞周期加速和增殖的标志物，研究最广泛的是细胞周期蛋白，包括 cyclin-B1、cyclin-D1、PCNA、Ki67、αB-crystallin、SKP2、突变 p53 和 p63。这些标志物在 OVC 中的表达均低于 OSCC，但高于正常黏膜组织。张雷等研究发现 OVC 的 VEGF 蛋白平均染色强度低于高、低分化鳞癌，可能提示 OVC 是一种不同于 OSCC 的恶性肿瘤，且侵袭转移能力低于 OSCC。

寻找与 OVC 及 OSCC 相关的差异基因，对后期进行功能研究奠定了基础，有助于更好地理解 OVC 及 OSCC 的发病机制，为寻找新的治疗靶点和防治措施奠定基础。

第二节

OVC 与 OSCC 临床诊疗特点

OVC 的一般治疗原则与 OSCC 一致，但 OVC 的治疗有其自身的特点，详见第八章第一节，两者治疗的差异之处总结如下：

一、手术治疗

OVC 和 OSCC 的安全手术切缘和术式略有不同。安全手术切缘指彻底切除肿瘤的最小切除范围，OVC 的安全手术切缘根据其不同分型决定，OSCC 一般认为在肉眼下癌灶外 1cm 的正常组织处。其中，外生型 OVC 术中局部扩大切除范围较高分化 OSCC 小，并且不需同期行颈淋巴结清扫术；浸润型和囊肿型 OVC 手术应行原发灶扩大切除，发生在上、下颌骨时，需扩大上颌骨部分或次全切除，下颌骨需边缘性甚至阶段性切除。浸润型 OVC 多具有侵袭性并可发生颈部淋巴结转移，因此需同期行颈部淋巴结清扫术，一般为功能性颈淋巴结清扫术（functional neck dissection，FND）和选择性颈淋巴结清扫术（selective neck dissection，SND），而 OSCC 颈部淋巴结转移和可疑转移的主要术式主要为根治性颈淋巴清扫术（radical neck dissection，RND），FND 和 SND 可提高术后生存质量，但不适用于多发性颈部转移灶和转移灶粘连。

二、放疗

OVC 是否需要放射治疗一般根据患者原发肿瘤的分型、切缘是否有肿瘤残留和区域淋巴结是否转移来决定，一般外生型 OVC 不需要放射治疗，囊肿型和浸润型 OVC 术后可根据肿瘤分期联合放射治疗改善预后。但 OVC 放射治疗有发生副作用和并发症的风险，甚至可使其上皮细胞发生"去分化"导致恶性程度增加，因此需明确放疗指征。在 OSCC 中，放疗是根治性治疗方法之一，可单独使用，也可和手术、化疗等联合使用，其敏感性根据肿瘤的分化程度和发生部位决定。同时放疗也是晚期 OSCC 综合序列治疗中的一种重要方式。

三、化疗

化疗是 OSCC 重要的辅助治疗手段，临床多使用联合化疗，常用方案有 PF、PPF、CPM、PPV 等。术前或放疗前辅助化疗可预防远处转移和消灭亚临床灶，主要适用于Ⅲ~Ⅳ期患者。高分化 OVC 一般不使用化疗作为常规治疗手段。然而，对于一些具有局部侵袭倾向的，或是病变组织不易切除干净的 OVC 患者和复发患者，化学药物治疗可能是一种有效的辅助治疗方法，以提高患者生存质量。

四、靶向治疗

随着基因组学、蛋白质组学和代谢药物组学技术等领域的迅速发展，针对肿瘤的特异性分子靶向治疗逐渐成为研究热点。靶向治疗具有高选择性、低毒性和高治疗指标性的优点，在肿瘤的治疗中取得了良好的效果。OSCC 的靶向治疗主要有靶向表皮细胞生长因子受体基因表达的药物、血管内皮细胞生长因子及其受体抑制剂、针对程序性细胞死亡受体 1 的药物和细胞周期蛋白依赖性激酶抑制剂等，具有良好的发展前景。而目前对于 OVC 的靶向治疗鲜有报道，需要学者进一步深入研究。

五、其他治疗

当外生型 OVC 肿瘤发生较小，或患者因年龄等因素不耐受手术或拒绝手术治疗时，适用冷冻或 CO_2 激光治疗。但由于冷冻治疗不涉及组织的切除，因此较难确定肿瘤的治疗范围，常与刮削术联合使用，以彻底清除病变。OSCC 仅在 1960—1980 年期间主要通过冷冻疗法进行治疗，但自此之后冷冻疗法已不是 OSCC 的主流治疗手段，并且不主张其作为初始治疗的方式。

发生于下唇的外生型 OVC 可用 CO_2 激光治疗法或光动力治疗法：CO_2 激光治疗法能更好地维持下唇外型，起到快速止血和促进愈合的作用，对抗肿瘤转移也有很好的疗效；光动力治疗法具有着微创、低毒副作用、重复性好、可保护容貌等优点，可获得较好的疗效。在早期 OSCC 中，光动力治疗可作为单独治疗手段，具有良好的安全性和有效性。在晚期 OSCC，光动力治疗可作为辅助治疗提高患者的生存率。

六、临床治疗展望

综上所述，OVC 和 OSCC 目前在诊治方面均有一定的实践和研究，但相比于 OSCC，OVC 在靶向治疗领域还未形成整体概念和体系，未来针对 OVC 治疗的个体化、精准化相关研究依然有很大的探索空间。

参考文献

［1］ 唐瞻贵, 赵素萍, 张雷, 等. 口腔疣状癌与口腔鳞状细胞癌差异基因表达的对比分析[J]. 中华口腔医学杂志, 2007, 42(4): 229-230.

［2］ 王月红. 口腔疣状癌、口腔鳞癌全基因组及 miRNA 表达谱研究[D]. 长沙: 中南大学, 2012.

［3］ Lin H P, Wang Y P, Chiang C P. Expression of p53, MDM2, p21, heat shock protein 70, and HPV 16/18 E6 proteins in oral verrucous carcinoma and oral verrucous hyperplasia[J]. Head Neck, 2011, 33(3): 334-340.

［4］ Kumar P, Kane S, Rathod G P. Coexpression of p53 and Ki 67 and lack of c-erbB2 expression in oral leukoplakias in India[J]. Braz Oral Res, 2012, 26(3): 228-234.

［5］ Klieb H B, Raphael S J. Comparative study of the expression of p53, Ki67, E-cadherin and MMP-1 in verrucous hyperplasia and verrucous carcinoma of the oral cavity[J]. Head Neck Pathol, 2007, 1(2): 118-122.

［6］ Mohtasham N, Babakoohi S, Shiva A, et al. Immunohistochemical study of p53, Ki-67, MMP-2 and MMP-9 expression at invasive front of squamous cell and verrucous carcinoma in oral cavity[J]. Pathol Res Pract, 2013, 209(2): 110-114.

［7］ Sakurai K, Urade M, Takahashi Y, et al. Increased expression of c-erbB-3 protein and proliferating cell nuclear antigen during development of verrucous carcinoma of the oral mucosa[J]. Cancer, 2000, 89(12): 2597-2605.

［8］ Kobayashi H, Sagara J, Masumoto J, et al. Shifts in cellular localization of moesin in normal oral epithelium, oral epithelial dysplasia, verrucous carcinoma and oral squamous cell carcinoma[J]. J Oral Pathol Med, 2003, 32(6): 344-349.

［9］ Marioni G, Gaio E, Giacomelli L, et al. MASPIN subcellular localization and expression in oral cavity squamous cell carcinoma[J]. Eur Arch Otorhinolaryngol, 2008, 265 Suppl 1: S97-104.

［10］ Kao S Y, Chen Y P, Tu H F, et al. Nuclear STK15 expression isassociated with aggressive behaviour of oral carcinoma cells in vivo and in vitro[J]. J Pathol 2010, 222(1): 99-109.

［11］ Patil G B, Hallikeri K S, Balappanavar A Y, et al. Cyclin B1 overexpression in conventional oral squamous cell carcinoma and verrucous carcinoma- A correlation with clinicopathological features[J]. Med Oral Patol Oral Cir Bucal, 2013, 18(4): e585-590.

[12] Angadi P V, Krishnapillai R. Cyclin D1 expression in oral squamous cell carcinoma and verrucous carcinoma: correlation with histological differentiation[J]. Oral Surg Oral Med Oral Pathol Oral Radiol Endod, 2007, 103(3): e30-35.

[13] Romus I, Triningsih F E, Mangunsudirdjo S, et al. Clinicopathology significance of p53 and p63 expression in Indonesian cervical squamous cell carcinomas[J]. Asian Pac J Cancer Prev, 2013, 14(12): 7737-7741.

[14] 李晋芸, 唐瞻贵, 姚志刚, 等. 口腔疣状癌 VEGF 基因蛋白免疫电镜研究[J]. 临床口腔医学杂志, 2003(7): 399-401.

[15] 张雷, 唐瞻贵, 周正国, 等. 头颈部丝氨酸蛋白酶抑制剂基因、血管内皮生长因子在口腔疣状癌中的表达及意义[J]. 口腔医学, 2006(2): 97-99.

[16] Sciubba J J, Helman J I. Current management strategies for verrucous hyperkeratosis and verrucous carcinoma[J]. Oral Maxillofac Surg Clin North Am, 2013, 25(1): 77-82.

[17] Candau-Alvarez A, Dean-Ferrer A, Alamillos-Granados F J, et al. Verrucous carcinoma of the oral mucosa: an epidemiological and follow-up study of patients treated with surgery in 5 last years[J]. Med Oral Patol Oral Cir Bucal, 2014, 19(5): e506-511.

[18] Ferlito A, Rinaldo A, Mannara G M. Is primary radiotherapy an appropriate option for the treatment of verrucous carcinoma of the head and neck? [J]. J Laryngol Otol, 1998, 112(2): 132-139.

[19] Van Gestel K M, Buurman D J, Pijls R, et al. Locally advanced verrucous carcinoma of the oral cavity: treatment using customized mold HDR brachytherapy instead of hemi-maxillectomy[J]. Strahlenther Onkol, 2013, 189(10): 894-898.

[20] Tanaka J, Yoshida K, Takahashi M, et al. A case of verrucous carcinoma of the tongue, effectively treated with preoperative chemotherapy (UFT, CDDP, PEP) and irradiation[J]. Gan To Kagaku Ryoho, 1992, 19(4): 525-527.

[21] Wu C F, Chen C M, Shen Y S, et al. Effective eradication of oral verrucous carcinoma with continuous intraarterial infusion chemotherapy[J]. Head Neck, 2008, 30(5): 611-617.

[22] Chen H M, Chen C T, Yang H, et al. Successful treatment of an extensive verrucous carcinoma with topical 5-aminolevulinic acid-mediated photodynamic therapy[J]. J

Oral Pathol Med, 2005, 34(4): 253-256.

[23] Lin H P, Chen H M, Yu C H, et al. Topical photodynamic therapy is very effective for oral verrucous hyperplasia and oral erythroleukoplakia[J]. J Oral Pathol Med, 2010, 39(8): 624-630.

[24] Verma D K, Bansal S, Gupta D, et al. Neck dissection in verrucous carcinoma: A surgical dilemma. IJSS Case, 2015, 2(1): 42-45.

[25] Yu CH, Lin HP, Cheng SJ, et al. Cryotherapy for oral precancers and cancers. J Formos Med Assoc, 2014, 113(5): 272-277.

[26] Sadasivan A, Thankappan K, Rajapurkar M, et al. Verrucouslesions of the oral cavity treated with surgery: Analysis ofclinico-pathologic features and outcome . Contemp Clin Dent, 2012, 3(1): 60-63.

[27] Candau Alvarez A, Dean Ferrer A, Alamillos Granados FJ, et al. Verrucous carcinoma of the oral mucosa: an epidemiologicaland follow-up study of patients treated with surgery in 5 lastyears. Med Oral Patol Oral Cir Bucal, 2014, 19(5): e506-e511.

[28] AlSarraf M D. The role of concurrent chemoradiotherapyin patients with head and neck cancers: a review. GulfJ Oncolog, 2007, 7(2): 8-16.

[29] Galimberti D, Galimberti G, Pontón Montaño A, et al. Oral verrucous carcinoma treated with carbon dioxide laser. J Eur Acad Dermatol Venereol, 2010, 24(8): 976-977.

[30] Azevedo L H, Galletta V C, de Paula Eduardo C, et al. Treatment of oral verrucous carcinoma with carbon dioxide laser. J Oral Maxillofac Surg, 2007, 65(11): 2361-2366.

[31] Strojan P, Soba E, Budihna M, et al. Radiochemotherapy with Vinblastine, Methotrexate, and Bleomycin in the treatment of verrucous carcinoma of the head and neck. J Surg Oncol, 2005, 92(4): 278-83.

[32] Rush B. Radiotherapy for verrucous carcinoma of the oral cavity. J Surg Oncol, 2006, 94(7): 639.

[33] Koch B B, Trask D K, Hoffman H T, et al. Commission on Cancer, American College of Surgeons; American Cancer Society. National survey of head and neck verrucous carcinoma: patterns of presentation, care, and outcome. Cancer, 2001, 92(1): 110-20.

[34] Rømer T B, Aasted M K M, Dabelsteen S, et al. Mapping of truncated O-glycans in cancers of epithelial and non-epithelial origin. Br J Cancer, 2021, 125(9): 1239-1250.

第十章

口腔疣状癌与口腔黏膜疾病

越来越多的临床医生和学者发现，口腔疣状癌（Oral Verrucous Carcinoma，OVC）与其他口腔黏膜疾病如口腔黏膜下纤维性变（Oral Submucous Fibrosis，OSF）、尖锐湿疣（Condyloma Acuminatum，CA）、盘状红斑狼疮（Discoid Lupus Erythematosus，DLE）和口腔黏膜白斑（Oral Leukoplakia，OLK）之间存在着一定的关系。

第一节

OVC 与 OSF

口腔黏膜下纤维化(Oral Submucous Fibrosis, OSF)又称为口腔黏膜下纤维性变,属于渐进炎症性黏膜纤维化,OSF 具有发生发展缓慢、隐匿等生物学特性,并且具有癌变倾向,其发病部位可位于患者颊、唇、舌、软腭、牙龈和翼下颌韧带等部位,甚至会累及患者咽部,严重的病变还会影响患者的生活质量。1978 年 WHO 将 OSF 列为口腔癌前状态,口腔黏膜癌前状态与癌变发生有密切关系。另外,现在 OSF 被认为是口腔潜在恶性病变(Oral Potentially Malignant Disorders, OPMD)。

研究表明,OSF 发展为口腔癌的患者基本都有长时间、频繁的咀嚼槟榔史,因此,咀嚼槟榔是 OSF 发生发展及癌变的重要危险因素。

研究发现,正常黏膜发展到疣状增生再恶变到疣状癌的危险因素之一是长期咀嚼槟榔。Pravda C 认为咀嚼烟草同样是危险因素之一,他们报道了 1 例 OSF 合并 OVC 的病例:年轻的 29 岁男性患者,有 15 年的咀嚼烟草史,张口度 2.5 cm,双侧颊黏膜有明显的纤维条索带,左侧磨牙后区及左侧颊黏膜见大量白色乳头状增生物,临床诊断为 OSF 合并OVC。行手术切除并行病理检查,病检报告示 OVC。患者术后进一步接受 OSF 的后续治疗,病灶内注射类固醇类药物及透明质酸等,患者张口受限有所缓解,OVC 无复发迹象。

唐瞻贵团队选取中南大学湘雅医院及湘雅口腔医院口腔颌面外科病理诊断为 OVC 的 36 例住院患者进行病例对照研究,其中伴有 OSF 的病例 11 例(OSF 组),不伴有 OSF 的病例 25 组(非 OSF 组)。其结论显示 OSF 可以导致口腔黏膜上皮异常增生,并伴发癌变,OSF 具有癌变成OVC 倾向。

　　唐瞻贵团队还发表了一篇相关病例。患者由 OSF 恶变为 OVC，经手术切除后，局部多次复发，且复发肿瘤中出现了局灶性鳞癌变，并发生了颈部淋巴结转移。通过该病例，作者对于 OVC 的病因、复发和转移等生物学行为进行了深入探究，并且提出 OSF、OVC、OSCC 这一渐进性病变过程，这三种病变之间的相互联系有待进一步研究。

第二节

OVC 与 CA/GW

　　HPV 与尖锐湿疣(Condyloma Acuminatum, CA)发病密切相关。1985年，Eisenberg 等提出 OVC 可能是由 HPV 病毒引起的，提示 CA 和 OVC 可能相关，从而开始了 CA 与 OVC 关系的研究。

　　CA 又称生殖器疣(Genital Wart, GW)，是由 HPV 所致的皮肤黏膜良性赘生物。近年来口腔 CA/GW 发病率有增高趋势，口腔 CA/GW 好发于上腭、扁桃体窝、颊黏膜、舌根及舌系带等部位，疣体大的赘生物可向深部组织侵袭，具有强破坏性，其表面形态颇似 OSCC，但组织病理为良性改变，个别病例可发展为癌。

　　随着近年来国际上对 HPV 的深入研究，提出了 HPV 相关性肿瘤这一概念。HPV 属乳多空病毒群属乳多空病毒群(Papovavirus Groups, PG)中的乳头状瘤病毒亚群，约含 800 个碱基对，由 72 个子粒形成 20 面对称体，直径 55nm，现已报道的 HPV 病毒达 50 多型。病毒能够特异性感染人的上皮细胞，特别是鳞状上皮细胞，HPV 同样如此。因此，近年来国际上对 HPV 的研究逐渐深入，提出了 HPV 相关性肿瘤这一概念，OVC、OSCC 等口腔肿瘤也属于这一范畴，与 HPV 感染有关。

　　2004 年，有学者对 33 例口腔黏膜肿瘤标本进行研究，采用免疫组化和原位分子杂交技术，检测正常口腔黏膜、OVC、高分化 OSCC 和低分化 OSCC 组织中 HPV 16/18 E6 蛋白和 HPV 16/18 DNA 的表达，探讨 HPV 16/18 型感染在 OVC 发生过程中的作用。OVC 组 HPV 16/18 E6 蛋白的平均染色强度明显高于高分化 OSCC 和低分化 OSCC 组，而高分化 OSCC 与低分化 OSCC 组之间无显著性差异，提示 HPV16/18 型感染与 OVC 的关系更为密切。

虽然在 OVC 组织中可检测出 HPV2，HPV6，HPV11，HPV16，HPV18 等亚型，但 HPV 与 OVC 的病因关系尚未明确，尤其是高危型 HPV16/18 型感染在 OVC 病理发生过程中的作用还需大量深入研究。CA 和 OVC 均与 HPV 感染密切相关，但两者之间是否有因果关联，HPV 在两种疾病发病过程中起到何作用仍需进一步研究。

第三节

OVC 与 DLE

盘状红斑狼疮(Discoid Lupus Erythematosus，DLE)癌变的原因尚不清楚，但较多学者认为与遗传易感性、长期日光暴露、吸烟、慢性炎症刺激、异常瘢痕修复、乳头瘤病毒感染和长期使用免疫抑制剂等有关，其中慢性炎症刺激和 HPV 感染与 OVC 的病因相似。

陈爽等报道了一例 DLE 继发上唇 OVC 合并双手寻常疣的病例：患者男，50 岁，工人，从事油漆生产工作。面部红斑 10 年，上唇及双手背疣状肿块 3 年，上唇肿块生长加快 4 个月。皮肤情况：两侧面颊、耳廓可见多个边界清楚盘状红斑，部分红斑有黏着性鳞屑，中心轻度萎缩，周边轻度隆起伴色素沉着。上唇中央在红斑基础上见一个约 2.0 cm×2.5 cm 大小疣状肿块，质硬，有破溃，上覆血痂。皮肤组织病理检查示：面部盘状红斑皮损示表皮角化过度伴灶性角化不全，可见角质栓，棘层肥厚，基底细胞液化变性。真皮内炎症细胞密集浸润。上唇疣状肿块示：角化不全，棘层不规则增生肥厚，有大量空泡化细胞，可见鳞状窝形成及少量角化不良细胞，未突破基底膜，真皮内血管增生，周围淋巴细胞块状浸润。结合临床和病理检查结果，诊断为 DLE 继发上唇 OVC。虽然 OVC 与 DLE 均与 HPV 感染相关，但是临床相关性证据较少，也缺乏实验室证据，目前 OVC 与 DLE 的关系尚不明确，有待进一步考证。

第四节

OVC 与 OLK

口腔黏膜白斑(Oral Leukoplakia, OLK)是口腔黏膜上无法擦去的白色斑块样病变。1996 年瑞典国际口腔白色病损会议上提出的最新定义为"发生在口腔黏膜上,不能被诊断为其他疾病,以白色损害为主的疾病,某些病例可转化为癌"。因此,OLK 被公认为口腔斑纹疾病中最典型的癌前病变之一。

增殖性疣状白斑(Proliferative Verrucous Leukoplakia, PVL)是一种罕见且难以治愈的 OLK,其特点是恶性转化率高,病因不明。PVL 早期表现为多发性白斑,复发率高。中晚期表现为外生病变,显微镜下诊断为疣状增生,常发展为 OVC 或 OSCC。

文献表明,10%的 OLK 恶变与 p53 抑癌基因突变相关,86%基底上层带有 p53 表达的 OLK 将发展成癌,并且 p53 在均质型 OLK、疣状 OLK、OVC 这三种病变组织中表达依次增强。虽然目前已经确定了 COX-2、p53、Ki-67、TAOS1、EMS1、c-Jun、c-Fos、Ker-4、Ker-13 等基因与 OLK 癌变的关系,但在临床中还缺乏足够证据将单个生物标志物作为有效的风险分层工具,鉴定 OLK 或 OVC。同时,OVC 与口腔鳞状上皮癌发生的机制差异有待进一步深入分析,加快推进寻找此类口腔疾病的精准医疗方式。

总之,OLK 可以影响信号通路的信息传递,导致细胞增殖、分化和凋亡等生物行为发生异常改变,最终部分引发癌变,发展为 OVC。

参考文献

［1］ Prayda C, Srinivasan H, Koteeswaran D, et al. Verrucous carcinoma in association with oral submucous fibrosis［J］. Indian J Dent Res, 2011, 22(4): 615.

［2］ Peng Q, Wang Y, Quan H, et al. Oral verrucous carcinoma: From multifactorial etiology to diverse treatment regimens［J］. Int J Oncol, 2016, 49(1): 59-73.

［3］ Dionne K R, Warnakulasuriya S, Zain R B, et al. Potentially malignant disorders of the oral cavity: current practice and future directions in the clinic and laboratory［J］. Int J Cancer, 2015, 136(3): 503-515.

［4］ 肖艳波, 尹晓敏, 高义军. 口腔黏膜下纤维性变癌变的相关危险因素分析［J］. 中国现代医学杂志, 2011, 21(21): 2648-2651.

［5］ 唐瞻贵, 王月红. 口腔疣状癌研究进展［J］. 中华口腔医学研究杂志, 2010, 4(5): 1-5.

［6］ 刘仕源, 谢长青, 顾立群, 等. 口腔疣状癌伴口腔粘膜下纤维性变36例临床病例分析［C］//中华口腔医学会. 第十一次全国口腔颌面——头颈肿瘤学术会议暨2017山东省口腔医学会口腔颌面外科分会学术年会暨山东省口腔颌面外科高层论坛暨山东省口腔医学会口腔颌面—头颈肿瘤分会成立大会论文集, 济南: 中华口腔医学会, 2017: 2.

［7］ 李景娟. 尖锐湿疣的临床研究与诊治进展［J］. 医学理论与实践杂志, 2013, 26(7): 873-874.

［8］ 肖立伟. 口腔尖锐湿疣1例［J］. 临床口腔医学杂志, 2013, 29(10): 578.

［9］ 赵谦. 罕见口腔尖锐湿疣1例［J］. 华北理工大学学报, 2018, 20(2): 158-160.

［10］ 李永磊. 口腔尖锐湿疣32例临床分析［J］. 当代医学杂志, 2009, 15(30): 91.

［11］ 杨立. 疣状癌［J］. 继续教育, 2001, 8(4): 254-255.

［12］ Inada N M, Ferreira J. Treatment of vulvar/vaginal condyloma by HPV: developed instrumentation and clinical report. Proceedings of SPIE-The International Society for Optical Engineering［J］, 2009, 7380(4): 396-415.

［13］ Bagan J V, Jiménez Y, Murillo J, et al. Epstein-Barr virus in oral proliferative verrucous leukoplakia and squamous cell carcinoma: a pre-liminary study［J］. Med

Oral Patol OralCir Bucal, 2008, 13(2): 110-113.

[14] 唐瞻贵. 人乳头状瘤病毒16/18型在口腔疣状癌中的表达及意义[J]. 现代口腔医学杂志, 2004, 18(1): 5-8.

[15] 吴文娟. 口腔腭部尖锐湿疣癌变一例[J]. 中华放射学杂志, 2019, 53(4): 320-321.

[16] Schiodt M, Pindborg J J. Oral discoid lupus. Erythematosus I, the validity of previous histopathologic diagnostic[J]. Oral Surg Oral Med Oral Pathol, 1984, 57(1): 46-51.

[17] 王文娟, 周曾同. 口腔红斑狼疮流行病学研究进展[J]. 临床口腔医学杂志, 2007, 3(12): 752-754.

[18] 陈爽, 熊琳, 王婷婷, 等. 盘状红斑狼疮继发上唇疣状癌合并双手寻常疣1例[J]. 中国皮肤性病学杂志, 2012, 26(2): 160-161.

[19] 庞玲娟, 陈小华, 李汝瑶, 等. 口腔黏膜白斑临床病理观察[J]. 广州医药, 2007, 38(1): 19-22.

[20] 张志宏, 黄春水. 口腔黏膜白斑癌变机制研究现状. 首都食品与医药, 2011, 9(18): 12-13.

[21] Akrish S, Eskander-Hashoul L, Rachmiel A, et al. Clinicopathologic analysis of verrucous of the clinicopathologic spectrum of oral proliferative verrucous leukoplakia: A literature review and analysis[J]. Pathol Res Pract, 2019, 215(12): 152670.

[22] 周曾同, 陶疆, 张庆华, 等. 白斑癌变相关基因的表达谱研究[J]. 临床口腔医学杂志, 2003, 19(8): 491-494.

[23] 陈显久, 刘玮玮, 史培荣, 等. 口腔黏膜白斑(OLK)癌变驱动基因研究[J]. 毒理学杂志, 2011, 25(5): 345-349.

[24] Celentano A, Glurich I, Borgnakke W S, et al. World Workshop on Oral Medicine VII: Prognostic biomarkers in oral leukoplakia and proliferative verrucous leukoplakia- A systematic review of retrospective studies[J]. Oral Dis, 2021, 27(4): 848-880.